다이어트 진화론

"인류 역사에서 찾아낸 가장 스마트한 다이어트"

다이어트 진화론

남세희

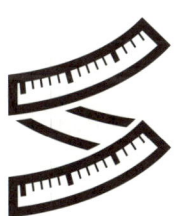

민음인

차례

서문

이야기 셋 ― 7 • 다이어트, 행복한 결말이 존재할까? ― 13 • 쉬어 가는 이야기 01 심리학에서 출발한 런 다이어트 ― 17

PART 01 칼로리, 19세기 비과학의 망령

칼로리 편집증, 다이어트의 제1관문 ― 23 • 악마의 숫자, 칼로리의 탄생 ― 25 • 생체 증기 기관 ― 26 • 방구석에서 만들어진 애트워터 계수 ― 28 • 칼로리, 어디까지 믿을 수 있을까? ― 29 • 십시일반 다이어트 vs. 펠프스의 폭식 ― 33 • 우리 몸은 기계가 아니다 ― 36 • 칼로리를 넘어서 ― 38 • 쉬어 가는 이야기 02 딘 오니시 박사의 저지방, 저칼로리 다이어트 ― 41 • 쉬어 가는 이야기 03 수영은 최고의 다이어트 운동일까? ― 46

PART 02 체중계, 비겁한 자들의 방패막이

47킬로그램 ― 51 • 내게 거짓말을 해 봐 ― 52 • 44사이즈의 불편한 진실 ― 55 • 체중계를 잊어라 ― 58 • WHR vs. BMI ― 61 • 진짜 내 몸을 직시하라 ― 64 • 쉬어 가는 이야기 04 정확한 WHR 구하기 ― 66 • 쉬어 가는 이야기 05 마이크 돌체의 탈수 다이어트 ― 68

PART 03 채식, 절대 선일까?

야생의 신비 ― 75 • 비만 고양이 ― 76 • 프랜시스 박사의 실험 ― 78 • 생식주의자 ― 80 • 고양이의 교훈 ― 83 • 불을 찾아서 ― 85 • 채식주의 ― 88 • 아버지들의 아버지들 ― 90 • 잡식 동물 ― 96 • 본능적으로 ― 99 • 쉬어 가는 이야기 06 고양이를 부탁해 ― 102 • 쉬어 가는 이야기 07 위험한 다이어트 생채식 ― 103

PART 04 실락원을 찾아서

실락원 ― 109 • 혁명은 언제나 시기상조 ― 110 • 1984 ― 111 • 카인의 후예 ― 113 • 인류 역사상 최악의 실수 ― 116 • 하얀 악마 ― 118 • 후계자들 ― 120 • 슈퍼 사이즈 미 ― 122 • 비포 아담 ― 125 • 쉬어 가는 이야기 08 글리세믹 인덱스와 저인슐린 다이어트 ― 127

PART 05 팔레오, 건강한 구석기의 재현

원시의 청사진 — 133 • 고고학자의 블랙박스 — 134 • 진흙 속의 진주들 — 136 • 인류학자의 타임캡슐 — 139 • 우리의 현주소 — 141 • 큰 그림과 작은 그림 — 144 • 저지방 도그마 — 145 • 옥수수의 역습 — 147 • 미친 농부의 순전한 기쁨 — 152 • 무엇을 먹을 것인가? — 155 • 쉬어 가는 이야기 09 단백질 중독과 황제 다이어트 — 159 • 쉬어 가는 이야기 10 간헐적 단식? 칼로리 제한! — 165

PART 06 원시인처럼 운동하라

어느 '헬스장'의 흔한 풍경 — 173 • 유산소의 덫 — 175 • 유산소의 탄생 — 177 • 걷기가 운동이 된 까닭 — 180 • 유산소는 없다 — 183 • 체지방을 공략하는 선봉, 컨디셔닝 훈련 — 186 • 본진을 지키는 방어벽, 스트렝스 훈련 — 189 • 생명이 있는 것은 진동한다 — 192 • 강한 것이 아름답다 — 195 • 헬스장이 내 몸을 망친다 — 203 • 슬픈 마네킹 — 206 • B.C. 10000 — 207 • 언제, 어떻게, 얼마나 움직여야 할까? — 209 • 구석기인처럼 먹고 움직여라! — 212 • 쉬어 가는 이야기 11 남자처럼 운동하면 여신이 된다 — 215 • 쉬어 가는 이야기 12 스팟 리덕션은 가능한가? — 224

PART 07 드디어 찾은 해답, 이보 다이어트

우리는 모두 콘크리트 정글 속의 원시인이다 — 229 • 원칙과 테크닉을 숙지하는 1기 — 231 • 운동에 강도를 더하는 2기 — 240 • 생활 자체가 변화하는 3기 — 241

부록 01 이보 다이어트 레시피 — 243
부록 02 이보 다이어트 식단표 예시 — 273

감사의 말 — 285
참고 문헌 — 287
더 알고 싶다면 — 290

서문

이야기 셋

김어준 씨와 처음 만난 건 여름이었다. 야외 테라스가 인상적인 삼청동의 한 카페에서 그는 연신 아이스티를 들이켰다. 후덕해 보이는 체구만큼이나 먹성도 좋은 그는 거침없이 메뉴를 골랐다. 그리고 "남자는 몸보다 뇌가 섹시해야 한다"는 말과 함께 시원스럽게 접시를 비웠다. 버터와 생크림이 듬뿍 들어간 스크램블드에그가 특히나 훌륭했다. 내가 감탄하는 사이 벌써 접시를 비우고 아이스티를 한 잔 더 주문해 입가심하던 그는 몹시도 자유로워 보였다.

그를 다시 만난 것은 이듬해 겨울의 일이다. 남산의 한 중식당에서 그를 마주했을 때 나는 애써 태연한 척했다. 볼은 광대뼈가 두드러질 정도로 움푹 파였고, 셔츠는 품이 남아 주름졌다. 스티브 잡스를 비롯한 유명 인사들의 암 투병 소식이 여기저기서 들려오던 때라 나는 눈치껏 넘겨짚고 말을 아꼈다. 그러나 그는 사실 다이어트 중이었다! 채소가 주재료인 냉채를 제외하고 일품요리에는 손도 대지 않았다. 면은 정확히 절반만 먹고 젓가락을 놓았다. 전형적인 '저지방, 저칼로리 다이어트'가 분명했다. 표가 나게 수척해질 정도로 강도 높은 다이어트를 시작하게 된 계기는 의외로 단순했다. 어느 날 불현듯 20대인 자신의 사진과 거울 속의 자기 모습을 번갈아 봤단다. 그게 전부였다. 그날부로 그는 다이어트에 돌입했고 실제로 큰 효과를 봤다. 오랜만에 다시 만난 내가 건강을 의심할 정도로 살이 빠졌으니 말이다. 그날 단호하게 젓가락을 내려놓던 그는 다소 불편해 보였지만 나에게 깊은 인상을 남겼다.

그리고 다시 해가 바뀐 2011년 겨울, 나는 우연히 뉴스를 통해 그의 소식을 들었다. 지방 행사를 마치고 숙소로 돌아온 그가 갑자기 가슴 통증을 호소하며 쓰러지는 상황이 발생했다. 주변의 신속한 대응으로 위기는 넘겼지만, 그는 2년 전 삼청동 카페에서 만나 봤던 후덕한 모습 그대로 돌아와 있었다.

그때까지만 해도 나는 사람들이 다이어트에 실패하는 이유를 '잘못된 지식' 탓으로 돌렸다. 만약 김어준 씨가 맹목적인 저지방, 저칼로리 다이어트 대신 균형 잡힌 식단을 선택했다면, 단순히 식이 조절에만 의존하지 않고 적절한 운동을 병행했다면 결과는 달라졌을 거라고 말이다. 굳은 의지에 '올바른 지식'이 더해지면 힘들게 뺀 살이 고무줄처럼 돌아오거나 건강을 해치는 일 따윈 결코 없을 것이라고 믿었다. 그래서 나는 다이어트에 관해 묻는 사람들에게 늘 올바른 지식을 강조했다.

명절이면 매번 만나는 사촌 동생에게도 이 생각을 그대로 전파했다. 대학 진학 후 동생은 하루에도 몇 시간씩 몸단장에 몰두하는 '멋남'이 되었다. 옷은 물론이고 화장품을 구입하는 데도 돈을 아끼지 않았다. 그것이 그에겐 일종의 취미 생활이며 즐거움이었다. 폼 클렌징과 비누를 따로 챙기고 피부 관리를 받으러 다니는 20대 남성이란 흔치 않은 존재다. 그런 사촌에게 '살'은 오랫동안 숨겨 온 말 못할 고민이었다. 옷맵시를 떠나 이러다가는 기성복 매장을 이용할 수 없는 날이 올지도 모른다는 불안감에 동생은 SOS를 보내 왔다. 나는 동생을 만나 '올바른 지식'의 중요성을 강조하며 이야기를 나눴다. 다이어트란 단순히 체중계 바늘을 뒤로 돌리는 것이 아니다. 건강하게 살을 빼기 위해 필요한 원칙들은 따로 있다. 절대로 굶지 말 것, 먹어야 될 음식과 피해야 할 음식들을 알려 주었다. 바꿔야 할 생활 습관과 시작해야 할 운동법 등을 거듭 강조했다. 사촌 동생은 누구보다 의욕적이었고 각오가 남달라 보였다. 다음 명절에는 눈에 띄게 달라져 있을 거라는 기대감을 나누며 우리는 헤어졌다. 그리고 해를 넘겨 다시 만난 동생은 그때보다 오히려 몸이 불어난 눈치였다. 허탈한 마음에 나는 조금 화를 냈다. 침이 마르도록 강조했던 올바른 지식들을 깡그리 잊었느냐고 되물었다. 그러나 내 짐작은 보기 좋게 빗나갔다. 사촌 동생은 아주 생생하고 또 정확하게 지난 명절의 일을 기억하고 있었다. 다이어트 원칙이며 음식 종류, 운동 방법까지 모두 빠짐없이 말이다. 그런데 왜 실패했을까? 고통스럽게 쫄쫄 굶으라는 것도 아니었고,

비싼 건강 보조 식품을 권하지도 않았다. 운동에 필요한 시간은 하루 종일 몸단장에 들이는 시간에 비하면 극히 짧다. 그럼에도 불구하고 왜 제자리걸음인지 이유를 물었지만 동생도 그저 잘 모르겠다고 답할 뿐이었다.

사촌의 실패를 확인한 씁쓸한 명절이 지나고 나는 답을 찾기 위해 전전긍긍했다. 사람들은 대개 굳은 의지를 가지고도 잘못된 지식 탓에 다이어트를 실패한다. 그렇다면 올바른 지식을 갖춘 사람들은 왜 제대로 실천하지 못하는 걸까? 복잡해서 그렇다. 이른바 나쁜 다이어트들은 하나같이 단순 명료하다. 무조건 식사량을 반으로 줄인다거나 한 가지 음식만 먹으라는 원 푸드 다이어트를 생각해 보라. 이런 식의 다이어트는 앞서 말했듯이 건강까지 해치는 결과를 낳는다. 진짜로 다이어트에 도움이 되는 유용한 정보들은 대개 다층적이며 복합적이다. 그래서 올바른 지식을 알고 있는 것만으로는 충분하지 않다. 중요한 것은 '원칙을 암기'하는 게 아니라 '원리를 이해'하는 것이다.

그제야 사촌이 다이어트에 실패할 수밖에 없었던 이유를 알 것 같았다. 앉은자리에서 외운 단답형 지식들은 막상 실천으로 이어지기 쉽지 않다. 머릿속에서만 맴도는 죽은 지식이기 때문이다. 학창 시절에 그랬던 것처럼 원리 중심으로 고민하고 이해할 때 지식은 힘을 얻는다. 뒤늦게 갈피를 잡은 나는 그때부터 다이어트에 대해 물어 오는 사람들에게 아예 강의하기 시작했다. 암기가 아니라 이해시켜 주마! 단순히 외우는 데 그치지 않고 원리를 체득하면 문제는 알아서 해결되리라!

 그러던 차에 좋은 기회가 찾아왔다. 연말 모임에서 고교 동창 S를 만난 것이다. S와 나는 졸업 후 서로 각자의 길을 가느라 자주 만나지 못했지만 해마다 한두 번씩 얼굴은 보는 사이였다. 덕분에 그의 체형 변화가 더욱 쉽게 눈에 들어왔다. 특히 직장 생활을 시작하면서 눈에 띄게 몸이 불어났다. S는 줄곧 이를 대수롭지 않게 여기는 눈치였지만 그날은 유독 진지하게 다이어트에 대해 물었다. 건강 검진에서 지방간 판정을 받고 살 빼라는 처방까지 받은 터라 친구의 얼굴은 몹시 절박해 보였다. 그에게 체중 감량은 선택이 아닌 건강의 문제였다. 나는 김어준 씨와 사촌 동생의 얼굴이 번갈아 떠오르는 기시감을 애써 눌러 가며 운을 뗐다. 두 번의 실패란 없다. 올바른 정보를 이해하게 만들어 주마. 그날 술자리에서는 교양 강좌에서나 들을 법한 말들이 오고 갔다. 나는 소화를 비롯한 신진대사 과정을 차곡차곡 설명했고, 특히 탄수화물의 종류에 따른 특징과 효과를 강조했다. 식품 첨가물과 가공식품이 어떤 식으로 건강을 해치는지 약간의 과장을 곁들이는 충격 요법도 빠뜨리지 않았다. 운동의 효과와 원리는 물론이고 근육의 종류와 작용에 대해서까지 주절주절 늘어놓았다. 좁은 공간에서 맨몸으로도 할 수 있는 간단한 운동법 시연까지 하고 나서야 '드디어 해냈다'는 뿌듯한 표정으로 장광설을 마쳤다.

 그런데 그 뿌듯함도 그리 오래가지 않았다. 성공적인 다이어트를 방해하는 또 다른 문제가 있었다. 친구의 이야기를 들으면 들을수록 개인의 의지와 올바른 지식을 이해하는 것만으로 충분하지 않다는 것이 분명해졌다. 마치 무언가가 친구의 발목을 잡고 수렁으로 끌어들이는 것만 같았다. 건강에 적신호가 오는 정도까지 S를 살찌운 범인은 따로 있었다. OECD 가입국 가운데 가장 혹독한 노동 환경을 자랑하는 대한민국의 다른 모든 월급쟁이들처럼 친구도 빡빡한 삶을 살아가는 중이었다. 잔업과 야근은 당연시되었고 어쩌다 제시간에 마치는 날이면 상사와 동료들이 참석하는 술자리가 기다리고 있었다. 운동은 고사하고 규칙적인 생활 자체가 어려운 나날의 연속이었다. 가장 큰 복병은 야식이었다. 밤늦도록 이어지는 야근에는 으레 회사에서 식비를 대는 야식이 나왔다. 그러나 늦은 밤까지 배달되는 야식 집 차림표는 전국 어디나 대동소이하다. 닭튀김이나 24시간 중국 음식점의 느끼한 볶음밥을 제외하고 S에게는 선택권이 없었다. 그렇다고 무작정 굶을 수도 없는 노릇이라 닭튀김과 볶음밥을 번갈아 가며 꾸역꾸역 목구멍으로 밀어 넣는 중이었다. 친구의 삶 자체가 그를 수렁으로 끌고 들어가고 있었다. 본인의 의지나 이해와는 상관없는 일이었다. 사실 S뿐 아니라 그가 속한 부서 직원 모두가 비슷한 문제를 겪고 있는 눈치다. 야식과 회식으로 점철된 회사 생활과 함께 그들의 몸은 점점 불어나고 건강 검진 결과 어딘가에서는 문제가 하나씩 튀어나왔다. 결국 내가 친구에게 해 줄 수 있는 가장 현실적인 충고는 "회사에 경비를 청구하고 혼자 밥을 먹으라"였다.

다이어트, 행복한 결말이 존재할까?

여러 해에 걸쳐 각기 다른 세 사람의 사연을 접하면서 비만과 다이어트를 대하는 나의 시선은 크게 변했다. 김어준 씨와의 만남은 나에게 있어 일종의 문화적 충격이었다. 흔히 사람들은 뚱뚱한 이들에 대해 '탐욕스럽다', '자제력이 부족하다', '의지가 약하다'와 같은 부정적인 선입견을 갖고 있다. 나 역시 무심결에 뚱뚱한 사람들을 자기 관리에 실패한 패배자로 여겼다. 그러나 김어준 씨의 '독한 다이어트'가 증명하듯 이러한 생각은 일종의 편견이다. 뚱뚱한 사람들은 뚱뚱해지길 바라지도 않았고 나태한 게으름뱅이는 더더욱 아니다. 이들 역시 결심을 행동으로 옮길 줄 아는 굳은 의지의 소유자들이다. 실제로 단단히 마음먹고 다이어트에 성공하는 경우도 많다. 실상을 알지 못한 채 뚱뚱한 사람들은 무조건 게으르고 나약할 것이라고 보는 시선들이 도리어 이들을 힘들게 한다. 그러나 여전히 풀리지 않는 의문이 있다. 남들과 다를 바 없이 스스로 절제할 능력을 갖추었는데도 뚱뚱해지는 건 왜일까? 그토록 치열하게 살을 빼도 왜 시간이 지나면 마치 튕겨 놓은 고무줄처럼 제자리로 돌아오는 걸까?

잘못된 정보에 몰두하기 때문이다. 단식이나 절식 같은 극단적인 방법으로 몸을 혹사시키는 다이어트들이 '잘못된 정보'의 대표적인 사례다. 이런 식으로 스스로를 학대하는 과정에서 오히려 더 큰 성취감과 위안을 느끼는 사람들까지 있다. 힘들게 노력한 만큼 돌아오는 보상과 보람도

클 것이라는 계산에서다. 그러나 돌아오는 것은 요요 현상과 망가진 몸뿐이다.

올바른 정보를 알게 되면 상황은 달라질까? 사촌 동생의 경우에서 보았듯 꼭 그렇지만은 않다. 특히 여기저기서 끌어모은 조각난 지식들은 오히려 다이어트를 방해한다. 요즘 같은 정보의 홍수 시대에는 더욱 흔한 일이다. 이제 웹 서핑을 비롯한 다양한 창구를 통해 여러 가지 다이어트 정보를 누구나 손쉽게 접하는 시대가 됐다. 그러나 살 빼는 데 좋은 운동이나 다이어트에 좋은 식품 따위를 술술 꿰고 있어도 허리둘레는 늘 제자리걸음이다. 단편적인 지식들을 체계적으로 정리하거나 자신에게 맞춰 일관성 있는 관점을 만들지 못했기 때문이다. 원리를 이해하지 않고 결과만 암기했기 때문에 막상 실천하려 들면 현실에 적용하기 어렵고 자꾸만 헛돈다.

그렇다면 마침내 올바른 정보에 대한 확실한 이해와 굳은 의지를 모두 갖추었다 치자. 이대로 해피 엔딩일까? 마치 늪에 빠진 것처럼 고통받던 친구 S의 이야기에서 알 수 있듯이 비만과 다이어트는 '사회적 문제'이기도 하다. 개인의 의지와 노력을 물거품으로 만들어 버리는 환경적 요인 또한 무시할 수 없다. 그러나 지금까지 시중에 쏟아져 나온 다이어트 서적이나 다이어트 방법론 중에 '사회적 환경'을 비만의 요소로 지적하는 시각은 많지 않다.

나 역시 이러한 사실을 뼈저리게 깨닫기까지 3년 넘는 시간이 필요했다. 처음에 다이어트란 단지 개인의 의지에 달린 문제라고 생각했다. 그

다음엔 지식과 정보의 문제로 보았다. 그러나 사람들은 단지 그러한 이유로 살이 찌는 게 아니었다. 진정한 의미의 다이어트는 사고방식과 생활 습관을 아우르는 총체적 변화가 수반될 때 비로소 가능하다. 이를 위해서는 사회적 수준의 환경 개선까지 뒷받침되어야 한다. 그러나 지금껏 유행해 온 다이어트 방법들은 이러한 '총체적 변화'와 '사회적 수준의 환경 개선'에 대해선 무관심했다.

시중의 다이어트 서적들은 크게 세 부류로 나눌 수 있다. 첫째, 무작정 독자를 의지박약이나 게으른 뚱보로 매도하는 '자기 계발서'류. 아무리 노력해도 더 열심히 하라는 메아리만 돌아온다. 둘째, 과학적 원리나 객관적 증거는 덮어 두고 일단 믿고 따를 것을 주장하는 '전도서'류. 이들은 특히 잘못된 정보에 바탕을 둔 경우가 많아 위험하기까지 하다. 그리고 셋째가 타당한 지식을 전달하고 있지만 당신이 어떤 삶을 살았고, 어떤 환경에 처해 있는지에 대해선 무관심한 '실용 서적'류다. 나쁘다고 할 수는 없지만 전체적인 관점에서 봤을 땐 역시 불합격이다. 다이어트란 단순한 기술이 아니다. 총체적 변화다. 이를 설명하려면 지금까지 존재한 적 없고 이들 세 부류 가운데 어디에도 속하지 않는 그런 시도가 필요하다. 그래서 이 책을 쓰게 됐다.

'다이어트'와 '몸'을 다루지만, 이 책은 다이어트 방법에만 한정하지 않는다. 오히려 생각에 관한 책에 가깝다. 이제까지 우리가 한두 번씩은 접해 본 '다이어트에 관한 생각에 관한' 책이라는 의미다. 지금까지 생각들은 단편적이거나 극단적이며, 혹은 사회적 환경이라는 요소를 결여한 채

다이어트를 개인의 문제와 수준으로 국한하는 경우가 많았다. 이 책은 그런 지점들을 하나씩 짚어 나갈 것이다. 아울러 '인간과 문화에 관해'서도 이야기하려 한다. 다이어트와 몸에 관한 생각의 오류들을 밝혀내는 것과 동시에, 그 오류를 교정할 수 있는 유기적이고 총체적인 해법들을 문화인류학적 시각으로 접근해 살펴볼 것이다. '인류학'이라는 생소한 단어에 겁먹을 필요는 없다. 그저 당신이 놓치기 쉬운 사소한 일상다반사가 모두 인류학적 탐구 대상이었음을 확인하면 된다.

지금까지 저마다 말 못할 사정과 굽은 길들을 지나며 다이어트를 시도해 보았을 것이다. 그래도 끝까지 다이어트와 건강한 몸을 위한 도전을 멈추지 않고 이 책을 집어 든 여러분을 응원한다. 이 책이 여러분 인생의 '최후의 다이어트'를 위한 자습서로 남도록 마지막 장까지 희망과 함께하시길!

쉬어 가는 이야기 01
심리학에서 출발한 런 다이어트 *LEARN Diet*

때는 1976년. 예일 대학교에서 심리학 박사 과정을 밟던 켈리 브라우넬Kelly Brownell은 학위 논문 심사를 앞두고 있었다. 논문이 통과될 때까지만 해도 브라우넬은 앞으로 다이어트로 돈벌이를 하게 되리라는 생각은 꿈에도 못하고 있었다. 한술 더 떠 생계유지를 위한 사업 정도가 아니라 세계적으로 빅 히트해 명성을 드높일 것이라고는 상상조차 못했을 것이다. 그저 학위를 마치고 운 좋게 교수 자리를 구한다면 다른 이들과 마찬가지로 연구자의 길을 계속 걸을 계획이었다. 심사는 순탄했다. 논문은 별 탈 없이 통과됐고 그는 심리학 박사가 되었다. 그러나 시간이 흐르면서 전혀 예상치 못한 일들이 벌어졌다. 그의 학위 논문을 읽어 본 사람들이 하나둘씩 그를 찾아오기 시작한 것이다. 브라우넬에게 심리학 교수직을 제안하거나 학회 가입을 권유하러 온 게 아니었다. 이들은 모두 다이어트를 위해 찾아온 사람들이었다.

대체 그의 논문에는 어떤 내용이 담겨 있었기에 사람들은 살을 빼고 싶다며 심리학 박사를 찾아왔을까?

대부분의 심리학 연구들이 그러하듯 브라우넬의 연구 주제도 실험과 관찰을 통해 드러난 인간 행동의 패턴을 추출하는 것이었다. 단 그가 선택한 도구가 다이어트라는 점이 유별났을 따름이다. 브라우넬은 '배우자의 도움이 체중 감량에 영향을 미친다'는 가정 아래 다이어트 실험을 설계했다. 피험자들은 대조군과 실험군으로 나뉘어 저마다 다른 환경에서 똑같은 식단을 처방받았다. 다들 상식선에서도 어느 정도 예상할 수 있는 결과겠지만, 배우자의 도움을 받은 집단이 대조군에 비해 훨씬 극적인 체중 감량 효과를 보였다. 한데 이를 입증하기 위해 브라우넬은 논문의 상당 부분을 '살 빼는 법'을 다루는 데 할애했다. 사람들은 여기에 열광하여 몰려든 것이다. 이들의 심상치 않은 반응에 고무된 브라우넬은 자비로 몇 십 부 정도만 제작해 무료 배포하려던 본래 계획을 뒤집고 논문을 단행본으로 출간했다. '체중 관리를 위한 런 프로그램The LEARN Program for Weight Management'이라는 제목으로 출간된 단행본은 미국에서뿐만 아니라 세계적인 베스트셀러가 되었다. 생활 방식lifestyle, 운동exercise, 마음가짐attitude, 사회관계relationship, 영양nutrition의 머리글자를 따서 명명된 런LEARN 다이어트에서 특히 중시하는 것은 주변 사람들과의 관계다. 홀로 고독하게 다이어트라는 외길을 걷는 황야의 이리들보다 주변의 도움과 지지를 받는 이들의 성공률이 단연 높았다. 배우자에게 자신의 계획을 알리고 도움을 약속받은 이들은 서로를 격려하고 때로는 감시하며 남들보다 더 쉽게 목표에 도달했다. 경우에 따라선 배우자의 체중도 함께 줄어드는 상승효과를 보이기도 했다는 게 브라우넬의 연구 결과다.

사실 순수 영양학적 측면에서 런 다이어트 방식은 고지식한 저지방,

저칼로리 방식을 고수하고 있어 결코 바람직하지 않다. 그러나 다이어트 시 사회적 관계의 소중함을 최초로 강조했다는 점에서 눈여겨볼 만하다. 덧붙여 단순히 음식을 가려 먹는 것에 그치지 않고, 총체적 생활 방식 변화를 주문했다는 점 역시 시대를 앞서간 통찰이었다.

따라서 다이어트를 결심했다면 가장 먼저 해야 할 일은 소문을 내는 것이다. 가족이 되었든 친구가 되었든 동료와 이웃에게든 자신의 사정을 떳떳하게 밝히고 도움을 청하라. 이들은 기꺼이 감시하는 눈이 되어 주거나, 지치고 힘들 때 곁에서 돕는 든든한 지원군이 될 수 있다. 혼자 걷는 길은 유달리 외로운 법이다. 런 다이어트는 감량을 위해 굳이 고독한 가시밭길 위에 홀로 설 필요가 없음을 말해 준다.

런 다이어트
평점 ★★☆☆☆
좋은 교훈을 얻을 수는 있지만 식단은 따라 하지 마세요.

part 01

칼로리,
19세기 비과학의 망령

약 120년 전 임의로 만든 숫자에
놀아 나는 일은 이제 그만!

칼로리는 실제 현상을 제대로 반영할 수 없는 낡은 도구다.
칼로리를 계산해 살을 빼겠다는 발상은
19세기에나 통할 법한 이야기다.

칼로리 편집증, 다이어트의 제1관문

오랜만에 큰맘 먹고 찾은 레스토랑에서 메뉴판을 펼쳐 든다. 무엇을 먹을까 행복한 고민도 잠시, 이내 메뉴 옆 거슬리는 숫자로 눈이 간다. 음식 값보다 더 섬뜩한 숫자, 바로 칼로리다. 왕새우가 들어간 크림 파스타는 930킬로칼로리, 치즈로 맛을 낸 퀘사디아는 621킬로칼로리, 프렌치프라이를 곁들인 글레이즈드 폭립은 무려 1283킬로칼로리! 절레절레 고개를 흔들다 결국 눈을 질끈 감고 가장 칼로리가 낮은 케이준 치킨 샐러드로 결정한다. 539킬로칼로리, 그나마 인간적인 숫자다. 그러나 끝까지 긴장을 늦출 순 없다. 샐러드드레싱 칼로리 역시 만만찮다는 사실은 이제 상식 중의 상식이다. 드레싱은 다른 그릇에 따로 담아 달라고 미리 말하는 센스를 발휘해 본다. 이렇게까지 꼬장꼬장하게 구는 이유는 디저트를 맛보기 위해서다. 사실 이 레스토랑의 진짜 자랑은 마지막 디저트로 나오는 치즈 케이크이기 때문이다. 한 조각에 300킬로칼로리를 훌쩍 넘기는 '물건'이다. '칼로리는 음식의 맛있는 정도를 나타내는 단위'라는 농담은 사실이었던 걸까? 맛있는 것들은 왜 하나같이 고칼로리인지 모르겠다. 무시무시하지만 한편으로는 너무나도 사랑스러운 치즈 케이크를 놓치지 않기 위해서 메인 요리에서는 참아야 한다. 병아리 눈물만큼 드레싱을 찍어 샐러드를 먹는다. 이내 후회가 몰려온다. 차라리 메인 요리를 적당히 시키고 디저트를 남기는 게 나았을까? 갈팡질팡하는 사이 마침내 그 순간이 오고야 말았다. '그래, 이 정도쯤이야 오늘 하루 먹고 싶은 걸 잘 참은 나에게 주는 상이야.' 그러나 달콤한 시간은 짧고 고통의 시간은 길다. 이번에도 자책하며 집으로 돌아와 오늘의 다이어트 일지를 적는다. 아침에 식사 대용으로 마신 선식 125킬로칼로리, 버스 정류장에서 마신 저지방 카페 라떼 135킬로칼로리, 점심에 먹은 바나나 하나에 저지방 우유를 합치면 190킬로칼로리, 오후에 허기져서 먹은 에너지 바 두 조각 220킬로칼로리, 그리고 대망의 저녁 외식. 스프는 건너뛰었고 샐러드드레싱은 거의 먹지 않았으니 400킬로칼로리 정도 되겠다. 그래도 결국 치즈 케이크 때문에 저녁에만 700킬로칼로리 이상을 먹어 치운 셈이다. 목표였던 1200킬로칼로리에서 200킬로칼로리나 초과하고 말았다. 아, 역시 디저트가 문제였어. 아니, 에너지 바만 참았어도 되는 건데! 뒤늦게 한탄해 보지만 이미 엎질러진 물. 이렇게 된 이상 오늘 하루가 다 가기 전에 200킬로칼로리를 태워 없애야 한다. 빠르게 걷기는 10분당 35킬로칼로리 꼴로 소모되니, 200킬로칼로리를 태우려면 꼬박 한 시간이나 필요하다. 달리기는 그 두 배인 70킬로칼로리지만 체력이 받쳐 주지 않는다. 그런데 줄넘기는 10분에 100킬로칼로리로, 20분 만에 뚝딱 끝낼 수 있다. 그래 오늘은 줄넘기 너로 정했다! 그렇게 마음을 굳히고 달밤의 체조를 위해 운동화 끈을 조이는데 불현듯 서글퍼진다. 이게 사는 건가. 언제까지 이렇게 살아야 하는 걸까? 하루 종일 나를 옥죄는 이 숫자들의 정체는 대체 뭘까?

악마의 숫자, 칼로리의 탄생

이른바 '빅토리아 시대 Victorian Age'로 불리는 19세기 말은 정말 유별난 시기였다. 우리에겐 일제 강점기를 앞둔 그저 암울한 시절이었지만, 전 세계적으로는 유례없이 희망찬 시대였다. 그 희망의 바탕에는 근대 과학에 대한 무한한 신뢰가 있었다. 증기 기관은 산업 혁명을 완성했고, 라이트 형제는 하늘을 나는 꿈을 현실로 이루었다. 파스퇴르가 미생물을 발견함으로써 질병이라는 보이지 않는 적과 마주하게 되었다. 오늘날의 기준에서 보자면 고작 그 정도로 호들갑인가 싶겠지만 중세에 비하면 실로 혁명적인 발전을 이룬 시대였다. 인류는 이런 과학적 발견과 기술적 발전에 한껏 도취되어 있었다. 쥘 베른 Jules Verne 이 『해저 2만 리 Vingt Mille Lieues Sous Les Mers』를 썼고, 조르주 멜리에스 Georges Méliès 는 「달나라 여행 Le Voyage Dans La Lune」을 찍었다. 아래로는 심해에 닿고, 위로는 지구 밖 달나라로 뻗어 나가려던 야심 찬 시대였다. 역사는 발전하며 인류는 번영하리라는 진보에 대한 낙관. 그것이 바로 빅토리아적 낭만이었다. 오죽하면 증기 기관으로 대표되는 산업 혁명 시기를 배경으로 한 '스팀 펑크 steampunk'* 장르가 문학과 영화의 일부로 자리 잡고 있겠는가. 이처럼 100년 전 사람들에게 과학은 새로운 종교였다. 과학에 대한 근거 없는 자신감이라 불러도 좋

---

* 빅토리아 시대를 모티프로 하는 일종의 대체 역사물들의 통칭. 공상 과학적 요소가 풍부하지만 등장하는 기계 장치들은 대부분 증기 기관의 형태다. 사이버 펑크가 과학 기술에 대한 회의와 암울한 근 미래를 주로 그린다면 스팀 펑크는 이에 대비되는 유쾌하고 발랄한 세계관이 돋보인다. 대표적인 예로 미야자키 하야오의 애니메이션을 떠올리면 쉽다.

을 정도의 무한 신뢰, '칼로리calorie, 생리적 열량'라는 개념 역시 이러한 시대적 분위기 가운데 탄생했다.

생체 증기 기관

"인체는 살아 있는 증기 기관이며 음식은 이 증기 기관에 에너지를 공급하는 연료다."

당시 과학자들의 세계관을 한 줄로 요약해 주는 문장이다. 극히 기계적이고 투박한 비유지만 당시로선 매우 합당하게 받아들여진 개념이었다. 19세기의 증기 기관은 오늘날로 치자면 스마트 폰에 비견될 만한 첨단 기술의 상징이었다. '칙칙'거리며 김을 뿜는 왓슨Watson의 증기 기관차가 열광의 대상이 되던 시절, '증기 기관'이라는 명사는 최첨단을 의미하는 찬사이기도 했다.

인체는 살아 있는 증기 기관이다. 증기 기관은 열heat로 움직인다. 따라서 인체를 움직이게 하려면 열이 필요하다. 칼로리의 또 다른 이름인 '생리적 열량'은 이런 관점을 아주 명확하게 보여 준다. 칼로리는 문자 그대로 '1기압하에서 섭씨 14.5도의 물 1그램을 15.5도로 1도 올리는 데 필요한 열의 양'이기 때문이다. 단지 차이가 있다면 기계는 석탄을 태워 그 열을 얻지만 인간은 음식을 태워서 얻을 뿐이다. 19세기 사람들은 이렇게 생각했다. 그렇다면 열량을 대체 어떤 방식으로 측정했을까? 오늘날까지 음식물의 칼로리 측정 기준으로 널리 쓰이는 '애트워터 계수Atwater factor'*의 창안자, 애트워터 박사Wilbur Olin Atwater의 실험을 살펴보자. 지금으로부터 약 120년 전의 일이다.

애트워터 박사는 문자 그대로 음식을 불에 태웠다. 뭔가 더 그럴싸한 방법이나 번듯한 연구 장비를 예상했을지 모르겠지만, 사실이 그렇다. 앞서 말했듯 애트워터 박사를 비롯한 당시 과학자들은 음식을 사람이 쓰는 연료라고 생각했다. 인간이 인체 외부에서 에너지를 얻는 유일한 공급원은 음식이다. 그렇다면 음식물 안에는 잠재적인 열에너지가 담겨 있을 것이다. 이것을 어떻게 측정할까? 연료니까 태우면 되겠지! 그래서 그는 열량계calorimeter라는 이름의 무쇠솥 안에 과량의 산소를 주입하고 완전히 재가 될 때까지 탄수화물, 단백질, 지방을 각각 태워 없앴다. 그리고 거기서 나온 열기로 물을 끓이면서 온도 변화를 관찰해, 음식에 잠재된 열량을 추산했다. 그렇게 얻어진 결과가, 탄수화물은 그램당 4.1킬로칼로리, 단백질은 5.65킬로칼로리, 지방은 9.45킬로칼로리였다. 이 실험 결과가 바로 오늘날까지 통용되고 있는 칼로리 표의 시초다. 우리가 흔히 알고 있는 '탄수화물:단백질:지방=4:4:9'의 비율과는 다소 차이가 있는데, 그 이유는 박사가 거기서 멈추지 않고 보정을 위한 몇 가지 실험을 계속했기 때문이다. 애트워터는 증기 기관이 움직이는 과정에서 열 손실을 입는 것처럼 인체의 열효율도 100퍼센트는 아닐 거라고 가정했다. 실제

---

* '탄수화물과 단백질의 열량은 4킬로칼로리, 지방은 9킬로칼로리'라는 칼로리 측정 기준.

내연 기관의 열효율은 30~40퍼센트 선이다. 따라서 인체가 일종의 증기 기관이라면 역시 단순 섭취 열량과 실제 흡수 열량 사이에 차이가 있을 것이다. 이를 계산하기 위해 그는 더 복잡한(그러나 그 원리는 앞서 했던 음식물 태우기만큼이나 단순한) 실험을 추가 실시했다. 몸에서 발산되는 열을 측정하는 인체 열량계 Body Calorimeter 실험이다.

방구석에서 만들어진 애트워터 계수

요즘 사람들에게 몸에서 나는 열을 측정한다고 말하면 적외선 카메라 같은 영상 장비를 떠올릴 것이다. 하지만 애트워터가 활약하던 시기는 무려 1880년대였다. 당시 고안된 인체 열량계는 대략 이렇게 생긴 물건이었다. 흡사 고시원 쪽방을 연상시키는 가로 120센티미터, 세로 210센티미터짜리 밀폐된 방을 만든다. 방의 외부는 금속판으로 된 이중벽으로 둘러싸고, 문 대신 삼중 유리로 만든 단열 창을 달아 외부와의 온도 교환을 차단한다. 실험자가 방 안에 들어가면 실험 시작이다. 금속제 방은 실험자의 체온으로 점점 데워지고 이 열은 방 바깥쪽으로 전달된다. 방을 감싼 금속 표면을 타고 흐르던 물도 실험자의 체온으로 덥혀진다. 그 변화량으로 인체의 발열량을 계산한 것이다.

'걷기는 시간당 200킬로칼로리, 달리기는 400킬로칼로리' 하는 식의 운동 칼로리도 같은 방식으로 측정되었다. 애트워터가 고안한 밀폐된 금속 방에는 고정식 자전거가 설치되어 있어서 실험자는 이 위에 올라 페달을 밟았다. 이로 인해 열이 발산되면 역시 방의 온도가 오르고, 방 바깥쪽을 타고 도는 물의 온도가 변하고 이를 통해 활동 칼로리를 계산한 것이다.

계산 결과 영양분을 통해 섭취한 열량은 100퍼센트 흡수되는 것이 아니라 영양소별로 조금씩 손실이 일어난다는 것이 밝혀졌다. 특히 단백질은 대사 과정에서 일어나는 열 손실이 커서 보정치를 추가하여 탄수화물, 단백질, 지방의 열량을 그램당 각각 4킬로칼로리, 4킬로칼로리, 9킬로칼로리로 책정했다. 이것이 오늘날 우리가 알고 있는 애트워터 계수의 정체다.

칼로리, 어디까지 믿을 수 있을까?

이런 전후 사정을 알고 나면 칼로리의 정확성에 대해 의구심이 피어오를 수밖에 없다. 물론 칼로리라는 개념 그 자체가 허황된 거짓말은 아니다. 우리는 음식을 통해 영양분을 섭취하고 이로부터 체온을 유지하거나 몸을 움직이는 데 필요한 '열에너지'를 얻는다. 여기까지는 분명한 사실이다. 그러나 식당 메뉴에 떡하니 버티고 선 몹쓸 숫자는 이를 제대로 반영하지 못한다. 생리적 열량이라는 개념 자체는 틀리지 않았으나 이를 정확하게 측정하고 표현할 방법이 없다는 게 문제다. 애트워터 실험으로

부터 120년이 지난 오늘도 실험실에서는 음식에 포함된 칼로리를 측정하기 위해 음식을 태운다. 물론 이중 잠금장치와 LCD 디스플레이가 달린 현대적 '무쇠솥'을 사용하지만 그 원리 자체는 애트워터의 실험과 다르지 않다.

음식의 칼로리가 아닌 활동 칼로리는 더욱 현실과 맞지 않다. '걷기는 시간당 200킬로칼로리 소모', '줄넘기는 시간당 600킬로칼로리 소모'와 같은 식으로 따지는 활동 칼로리 역시 애트워터의 금속 방 실험에서 흘러나온 얘기다. 물론 오늘날에는 이보다 조금 진보된 방식을 이용해 활동 칼로리를 측정한다. 에르고미터ergometer라는 이름의 측정용 러닝 머신 위에 피험자를 세우고 입에는 산소마스크를 물린다. 그리고 피험자가 에르고미터 위에서 달리는 동안 마시고 내뱉는 들숨과 날숨의 산소 포화도를 계산하여 인체 내부에서 일어나는 대사량을 추정하는 방식이 주로 이용된다. 하지만 이렇게 추정된 결과 역시 정확한 활동 칼로리와는 거리가 있다. 실험실이라는 통제 조건하에 제한된 장비를 가지고 실시한 실험인데다 성별이나 개인별 차이를 반영할 수도 없기 때문이다.

여자보다 체구가 큰 남자는 같은 운동을 해도 칼로리 소모가 크다. 같은 여성이라 할지라도 체중이 많이 나가는 쪽은 칼로리 소모가 더 크다. 몸이 무거운 만큼 같은 동작을 취하려고 해도 더 많은 에너지가 필요하기 때문이다. 그렇지만 몸집이 작아도 성장기 아동은 오히려 칼로리 소모가 많다. 활동뿐 아니라 '성장'에 에너지를 투자해야 하기 때문이다. 자연히 성장이 멈추고 노화가 지속되는 30대 이후엔 칼로리 소모가 줄어든다.

연령과 성별 같은 개인의 신체적 특성 외에도 칼로리 소모에 영향을 미치는 요인들은 무궁무진하다. 대표적인 외부 요인으로는 온도를 들 수 있다. 칼로리는 열량이다. 즉 움직이지 않고 가만히만 있어도 체온 조절을 위해 일정량의 칼로리가 소모된다. 인간을 비롯한 포유류는 주변 환경에 상관없이 일정한 체온을 유지해야 하는 항온 동물이다. 주변 온도가 변하면 체온 유지에 필요한 칼로리 소모량도 변한다. 이 말은 같은 운동을 해도 여름과 겨울의 칼로리 소모가 다르고, 추운 날과 더운 날의 결과가 다르다는 뜻이 된다. 아주 좋은 예가 차가운 물에서 하는 수영이다. 온도가 낮은 물속에서는 체온을 유지하기 위해 단순히 움직이는 것 이상의 칼로리 소모가 일어난다.

체온에 따른 변수는 환경뿐만 아니라 성별 간의 차이로도 나타나는데 여성들의 경우 생리 주기에 따라 매일매일 기초 체온*이 일정하게 변화한다. 그리고 체온이 1도 오를 때마다 인체의 신진대사량은 평균 14퍼센트가량 증가한다. 이처럼 개인에 따른 변수와 조건은 다양하다. 따라서 정말 제대로 된 활동 칼로리를 알고 싶다면 자신의 나이, 성별, 체중, 근육량, 체온, 기온 등의 각종 지표를 시시각각 체크해 가며 매우 복잡한 계산을 수행해야 한다.

이처럼 다양한 변수들을 배제한 채 실험실에서 일관적으로 측정된 '칼로리 표'는 내 몸에 맞지 않는 옷과 매한가지다. 살을 빼기 위해 기

---

* 안정된 상태(움직임이 없는 램수면과 같은 상태)에서의 체온. 주로 기상 직후에 측정하며 피임이나 생리 주기 조절에 활용된다.

도문처럼 열심히 암송했던 '운동별 칼로리 소모량'에 맞춰 열심히 움직여도 별 효과가 없었던 이유가 여기에 있다.

그렇다면 왜 120년 전의 방식인 애트워터 계수는 오늘날까지 '매직 넘버'로 통용되고 있을까? 이유는 간단하다. 선점 효과로 얻어진 권위 탓이다. 당시 미 농무부는 공중 보건 차원에서 '칼로리'라는 개념에 지대한 관심을 표명하고 있었다. 결국 1888년 애트워터는 미 농무성 실험관리국 Office of Experiment Station 초대 관리자로 임명되기에 이른다. 미국 정부로부터 인정받은 고위 관료 애트워터는 정부 예산으로 실험에 임해 한 세기 넘게 통용되고 있는 낡은 영양 법칙들을 세운 셈이었다. 비타민의 발견*조차 아직 이루어지지 않아 '굳이 채소를 먹을 필요가 없다. 탄수화물이라는 점에선 다 똑같으니 채소 없이 밀가루만 먹어도 살 수 있다'는 식의 오류들이 '과학적 발견'이라는 이름으로 대접받던 시절의 일이다.

덧붙여 애트워터 박사라는 인물은 어떤 사람이었나. "빈민층은 절제하지 못하고 돈을 모두 먹고 마시는 데 써서 가난한 것"이라는 진술에서 나타나듯 편견으로 무장한, 지독한 엘리트주의자였다는 사실 역시 빼놓을 수 없다. 이런 맹점과 배경 속에 탄생한 칼로리라는 개념을 우리는 과연 과학적으로 얼마나 신뢰할 수 있을까?

---

* 비타민의 최초 발견자에 대해선 의견이 분분하지만 그 시기는 1910년대로 애트워터의 활동 시기에서 30년도 더 후의 일이다.

십시일반 다이어트 vs. 펠프스의 폭식

인체는 기계가 아니다. 콘센트를 꽂아 두면 충전되고, 충전된 에너지만큼만 움직이는 전자 제품이 아니란 말이다. 상식적으로 누구나 다 아는 이야기지만 다이어트, 특히 칼로리와 관계되면 다들 이토록 간단한 상식을 간과한다. 실험실에서 만들어진 칼로리 표를 정확하게 외운 뒤 이를 기준 삼아 덧셈 뺄셈을 아무리 열심히 해 본들 살은 빠지지 않는다. 칼로리 이론에 따르면 살이란 적게 먹으면 덜 먹은 만큼 빠지고 많이 먹으면 그만큼 찔 것이다.

그렇다면 먼저 양을 줄여 보자. 많이도 줄일 필요 없다. 십시일반十匙一飯이라는 속담처럼 매 끼니마다 딱 한 숟가락씩만 밥을 덜어 보자. 한 수저를 밥 한 공기의 10분의 1로 잡으면, 한 공기가 평균 300킬로칼로리니 매끼 30킬로칼로리씩 아끼는 것이다. 그렇게 하루에 세 번 90킬로칼로리씩 한 달이면 2700킬로칼로리, 석 달만 지나면 8000킬로칼로리 넘게 덜 먹는 셈이다. 우리 몸에 축적된 체지방 1킬로그램은 대략 7000~7800킬로칼로리* 정도의 열량을 가지고 있으므로 한 끼에 한 수저씩 덜어 내고 먹으면 석 달 만에 고통 없이 체지방 1킬로그램이 분해되어 있어야 한다.

---

* 애트워터 계수에 따르면 지방은 1그램당 9킬로칼로리의 열량을 낸다. 따라서 체지방 1킬로그램의 열량은 9000킬로칼로리라는 계산이 나온다. 그러나 신진대사 과정에서 발생하는 손실을 계산해 보면, 기관과 실험자마다 조금씩 다르지만 대략 7000이상, 8000이하의 결과 값을 내놓는다. 칼로리 계산이라는 게 누가 어떤 실험 기준을 적용했느냐에 따라 제법 큰 오차를 보이는 상대적 단위임을 은연중에 드러난다. 애트워터 계수에 입각한 평면적인 칼로리 계산이 얼마나 무의미한지 알 수 있는 또 하나의 예다.

적어도 이론상으로는. 하지만 이런 느슨한 '십시일반 다이어트'로는 결코 살이 빠지지 않는다는 것을 우리는 경험을 통해 잘 알고 있다. 반식半食, 소식小食, 절식節食으로도 모자라 아예 무턱대고 굶는 단식까지 동원해도 살은 좀처럼 줄어들지 않는다.

  그렇다면 반대의 경우도 있지 않을까? 이번엔 많이 먹어도 살이 찌지 않는 사례를 살펴보자. 미국의 올림픽 수영 금메달리스트 마이클 펠프스 선수는 대식가로도 유명하다. 강도 높은 훈련을 소화하기 위해 그가 매일 같이 먹어 치우는 음식을 애트워터 계수로 환산하면 1만 2000킬로칼로리에 육박한다. 포털에 '펠프스'를 검색어로 입력하면 연관 검색어로 '펠프스 식단'이 가장 먼저 튀어나올 정도다. 칼로리로만 볼 때 그가 하루 섭취하는 열량은 일반적인 성인 남성의 일일 섭취 권장량보다 다섯 배나 많다. 무작정 놀라기 전에 펠프스의 일일 칼로리 섭취와 소모량을 한번 분석해 보자. 하루에 1만 2000킬로칼로리가 펠프스의 몸 안으로 들어간다. 그가 움직여서 모두 태워 없앤다면 살이 찌지 않을 것이고, 다 태우지 못하고 남는 것이 있다면 차곡차곡 쌓여 살이 될 것이다. 그러나 키 193센티미터, 체중 90킬로그램을 넘지 않는 균형 잡히고 다부진 근육질 몸매로 미루어 짐작하건대, 일단 그는 1만 2000킬로칼로리를 모두 소화하고 있는 것이 분명해 보인다. 계산해 보자. 먼저 아무런 활동을 하지 않아도 체온 유지를 비롯한 기본적인 생명 활동에 들어가는 열량이 있다. 이른바 '기초 대사량Basal metabolic rate, BMR이다. 운동 생리학계에서 널리 사용되는 해리스 베네딕트 방정식Harris-Benedict equation을 기준으로 펠프스의 기초 대사량을 추산하면 약 2500킬로칼로리가 나온다.* 1만 2000킬로칼로리에서 기초 대사량2500킬로칼로리을 제외한 9500킬로칼로리를 펠프스는 운동을 통해 모두 태워 없애고 있다는 말이다. 각종 언론 보도처럼 밥 먹고 자는 시간을 제외하면 매일 열 시간을 수영장에서 산다는 펠프스라면 과연 9500킬로칼로리를 태워 없앨 수 있을 것 같다. 그런데 막상 계산해 보면 맞아 떨어지지 않는다. 매 시간 950킬로칼로리를 운동으로 소모해야 하는데 수영 가운데 가장 칼로리 소모가 극심하다는 접영도 시간당 칼로리 소모가 770킬로칼로리 정도에 그친다.** 그것도 한 시간 내내 전력으로 스트로크 했을 때 이야기다. 제 아무리 펠프스라 해도 인간인 이상 열 시간을 최고 속도로 수영한다는 건 불가능하다. 백번 양보해 그렇다손 쳐도 시간당 180킬로칼로리가 남는다. 전통적인 칼로리 계산법에 맞춰 보면 펠프스의 몸은 매일 1만 2000킬로칼로리를 태울 수 없다! 그러나 펠프스는 살이 찌기는커녕 잘빠진 근육질 몸매를 유지하고 있으니 대체 어찌된 일일까?

---

* 방정식은 다음과 같다. 66.5+(13.7×체중)+(5.0×신장)-(6.8×연령) 체중은 킬로그램, 신장은 센티미터를 기준으로 한다. 펠프스의 정확한 신장과 체중을 알기란 사실 불가능하다. 공식 홈페이지, 팬 페이지, 언론 보도마다 차이가 있어 개략적인 '범위'를 구해야 한다. 그 결과 약 2300~2700이라는 값이 나오는데 그 중간 값이 2500으로 설정했다.

** 소위 '칼로리 사전'을 제공하는 온라인 사이트들을 통해 직접 확인해 볼 수 있다. http://47킬로그램.co.kr, http://www.365homecare.com/main.html

우리 몸은 기계가 아니다

매끼 일정하게 양을 덜어 내고 먹는 십시일반 다이어트를 해도 살이 빠지지 않는 사람이 대부분인데, 펠프스는 매일같이 1만 킬로칼로리 넘게 섭취하고도 보기 좋은 몸매를 유지한다. 우리가 놓친 것은 무엇일까? '대식가' 펠프스가 살이 찌지 않는 이유에 대해서는 '쉬어 가는 페이지'에서 차차 설명하도록 하고, 일단 칼로리에 대한 이야기를 계속 이어 가 보자.

어찌 되었든 이쯤에서 한 가지 확실해진 점은 다이어트의 지표로 삼기에 '칼로리'는 부적절하다는 사실이다. 한마디로 자격 미달 기준이다. 우리 몸은 기계가 아닌 살아 있는 생명체, 상황 변화에 능동적으로 대처하는 유기체다. 다이어트를 하겠다며 무작정 섭취 칼로리를 줄이면 몸은 거기에 맞춰 일종의 '절전 모드'에 돌입한다. 굶기 시작하고 48시간 이내에 뇌는 몸의 신진대사를 완전히 재편성한다. 적은 에너지로 최대한 오래 버티기 위해 불필요한 에너지 소모는 최소화하고 섭취한 음식물은 최대한 지방으로 비축하려고 든다. 살을 빼겠다며 섭취 칼로리를 줄이면 줄일수록 뇌와 나 사이엔 둘 중 누구 하나가 죽어야만 끝나는 치킨 레이스가 펼쳐진다.

조금 먹는다 → 뇌는 에너지 소모를 줄인다 → 살이 빠지지 않는다→더 조금 먹는다→뇌는 에너지 소모를 더 줄인다→살은 빠지지 않는다→더욱 조금 먹는다→뇌는 에너지 소모를 더더욱 줄인다→살은 여전히 빠지지 않는다.

근육 감퇴, 전신 무기력증, 저혈당 증세는 덤이다. 살을 빼기 위해 칼로리 섭취량을 줄였는데, 몸은 점차 망가져 간다. 더 무서운 것은 저칼로리 식단을 유지하는 과정에서 받는 스트레스다. 매일 같이 영양 성분표를 들여다보며 목구멍으로 넘어간 음식의 양을 계산하느라 전전긍긍한다. 칼로리를 줄이기 위해 지방을 뺀 저지방 식품은 양은 적고 맛도 없다. 이런 생활이 반복되면 몸은 둘째치고 마음이 견뎌 내질 못한다. 배부르게 먹지 못해 신경은 날카롭게 곤두섰는데 강박적으로 매번 복잡한 칼로리 계산에 시달리며 하루하루를 보낸다. 몸이 망가지기 전에 의지가 꺾이기 십상이다. 의지가 굳은 사람은 치킨 레이스 결과, 기초 대사량이 줄어들어 조금만 먹어도 살찌는 체질로 변하고 만다. '식사량을 줄여서 살을 빼겠다'는 저칼로리 다이어트가 실패할 수밖에 없는 이유도 바로 여기에 있다.

따라서 다이어트에 앞서 우리가 가장 먼저 해야 할 일은 인체가 몹시 복잡하고 다각적인 유기체라는 사실을 이해하고 받아들이는 것이다. 단선적이고 평면적인 기준인 칼로리와는 작별을 고해야 한다. 적게 먹는다고 무작정 살이 빠지지 않는다. 반대로 많이 먹는다고 무조건 살이 찌는 것도 아니다. 일시적으로는 많이 먹어서 살이 빠지는, 말도 안 되는 일까지 벌어지는 게 인체의 신비다. 순간적으로 평소에 먹던 것보다 많은 음식물이 섭취되면 이를 처리하기 위해 몸은 평소보다 더 많은 대사 호르몬을 분비한다. 이럴 경우 결과적으로 '많이 먹어서 살이 빠지는' 희한한 경험까지 하게 된다.

이런 일련의 사례를 통해 우리는 다음과 같은 사실을 확인할 수 있다. 우리의 몸은 소리 없는 오케스트라다. 소화기뿐만 아니라 근골격계, 내분비계, 신경계 심지어 정신적인 영역까지 참여해 완성되는 웅장한 연주다. 우리의 눈에는 그저 체중계 위의 숫자가 우리 몸의 상태를 나타내 주는 대표적인 지표로 보이겠지만, 그 숫자는 우리의 몸 안에서 각각의 요소들이 일구어 낸 소리 없는 앙상블의 결과인 것이다. 그 숫자 너머의 앙상블을 이해하는 것이 진짜 다이어트의 출발이다.

칼로리를 넘어서

이쯤 되면 복잡한 칼로리 계산에 머리를 쥐어뜯던 지난날들이 새삼스럽게 느껴질지도 모른다. 메뉴에 기재된 칼로리는 실제 인체에서 사용되는 에너지와 거리가 먼, 죽은 숫자들이다. 또 정확한 운동 칼로리를 구하기도 어렵다. 정확한 운동 칼로리를 측정하기 위해 매일 아침 생리 주기까지 체크해 가며 철저한 계획을 세워야 할까? 집 안에 대학 실험실 수준의 장비를 갖추고 내가 먹는 음식 하나하나를 원심 분리기에 돌리며 체크하는 게 가능할까? 그럴 필요 없다는 뜻이다. 칼로리를 제한하는 다이어트는 몹시 기계적인 발상이다. 심지어 기계조차 매번 에너지 입출량이 딱딱 맞아떨어지지 않는데 사람의 몸은 오죽할까.

운전대를 잡아 보면 자동차 회사들이 발표한 공식 차량 연비와 실제 연비의 차이가 의외로 크다는 사실을 알게 된다. 실험실에서 공기의 저항이나 노면 상태를 고려하지 않고 일정한 속도로 달릴 때 얻어진 연비다 보니, 실제 도로 주행 시에는 맞지 않는 것이다. 연비는 고정된 값이 아니라 시시때때로 변하는 값이다. 급정거, 급출발, 고속 주행과 같이 운전자의 운전 습관에 영향을 받는다. 포장이 불량한 도로나 바람이 세게 부는 날 역풍 같은 외부 환경에 따라 변하기도 한다. 때론 차량의 정비 상태나 연식과 같은 내부적 요인도 변수로 작용한다. 기계 덩어리인 자동차도 이렇게 그날그날의 상황에 따라 달라지기 마련인데, 하물며 살아 있는 사람의 몸은 더 말할 것도 없다. 애트워터 계수를 단순 대입한 칼로리 표는 실제를 제대로 반영하지 못한다. 칼로리라는 기준은 애초에 정확하게 측정하기도 어렵지만, 갖은 노력을 통해 이를 알아낸다 해도 다이어트에 큰 도움을 주는 요소가 아니다. 십시일반 다이어트와 펠프스의 폭식을 다시 떠올려 보자. 이제 식사량과 칼로리를 가지고 '얼마나' 먹었는지를 따지는 구시대적 강박에서 벗어날 때가 왔다.

'근대 과학'이라는 이름 아래 세상만사를 시계태엽마냥 조각조각 분해하고 끼워 맞추는 이론들을 만들려 했던 빅토리아 시대. 아직 걸음마 단계에 불과했던 근대 과학에 대한 맹신 속에 평면적인 기계론이 득세하고 있었다. 인체의 특성을 고려하지 않은 잘못된 이론들 틈에서 칼로리라는 불완전한 개념이 탄생했다. 그사이 과학만능주의로 점철되었던 빅토리아 시대는 두 번의 세계 대전과 함께 종언을 고했다. 20세기 모더니즘은 다시 포스트모더니즘으로 수렴되고 비판적으로 근대를 되돌아보는 현대가 성큼 다가왔다. 스스로 초래한 두 번의 대재앙을 겪으면서 독가스, 대륙간 탄도 미사일, 원자 폭탄을 목격한 인류는 과학이 그저 장밋빛 미래를 약속하는 마술 주문이 아니라는 사실을 깨닫기 시작했다. 우생학 연구나 홀로코스트와 같이 과학이라는 미명하에 자행된 만행들은 근대 과학의 허울을 더욱 극명하게 증명했다. 그러나 어찌 된 일인지 '칼로리'라는 불완전한 개념의 망령만큼은 오늘날까지 버젓이 살아남아 우리 주위를 배회하고 있다.

칼로리를 잊어야 살을 뺄 수 있다. 칼로리는 실제 현상을 제대로 반영할 수 없는 낡은 도구다. 100년도 더 전에 발명된 숫자 놀음에 집착하느라 올바른 다이어트를 하지 못하고 있는 이들에게 당부한다. 칼로리는 잊어라. 칼로리를 계산해 살을 빼겠다는 발상은 19세기식 비과학이다. 현대 다이어트의 관건은 '얼마나' 먹느냐가 아닌 '무엇을 어떻게' 먹느냐이다. 양의 단위인 칼로리 대신 '영양소'의 관점에서 올바른 균형을 찾아 나갈 때 효과적으로 살을 뺄 수 있다. 350만 년을 이어 온 인류의 진화 과정에서 우리 몸이 어떤 영양소를 선택하여 어떤 식으로 적응해 왔는지에 대해서는 차근차근 밝혀 나갈 것이다.

쉬어 가는 이야기 02
딘 오니시 박사의 저지방, 저칼로리 다이어트

'전문가의 권위'를 내세우는 방식은 의외로 대중들에게 잘 통한다. 다이어트도 예외는 아니다. 하얀 가운 차림으로 확신에 가득 찬 미소를 짓고 있는 의사 이미지를 내세운 다이어트 상품들이 넘쳐난다. 이때 전면에 나선 이가 그저 이름 없는 동네 개원의라면 대중의 반응은 미지근할 것이다. 그러나 미디어를 통해 널리 알려진 유명한 의사라면 어떨까? 더군다나 그 의사가 세계를 움직이는 미국 대통령의 주치의였다면? 세계적인 CEO의 저녁 식사 자리에 초대받는 인사라면? 딘 오니시Dean Ornish 박사의 '오니시 다이어트'가 바로 이런 경우다.

실제로 오니시 박사는 1993년부터 2000년까지 미 백악관의 의학 자문을 맡았다. 당시 대통령은 빌 클린턴이었는데 클린턴은 재임 기간 내내 한결같이 '뱃살과의 전쟁'을 치룬 대통령으로 유명했다. 특히 영부인 힐러리가 그의 건강을 염려해 오니시 박사와 합심하여 클린턴의 식생활을 철두철미하게 관리했다는 일화는 호사가들이 즐겨 입방아 찧던 주제다. 물론 클린턴은 백악관 외부 일정을 틈타 슈퍼 사이즈 햄버거를 먹는 것으로 힐러리와 오니시 박사의 압제에 저항했다.

2011년 가을 사망한 애플의 CEO 스티브 잡스는 병세가 악화되자 외부 활동을 중단하고 칩거에 들어갔다. 잡스의 집으로 찾아온 문병객들은 "너무 쇠약해져 만나기 어렵다"는 변호사의 말에 발길을 돌려야만 했다. 그러나 여기에도 예외가 있었으니, 스티브 잡스 본인이 먼저 청해 최후의 만찬을 함께 나눈 이들 중 한 사람이 바로 오니시 박사였다. 죽음을 앞둔 잡스가 평소 친분이 있었던 오니시 박사를 자신의 단골 일식집에 초대해 따로 작별의 시간을 마련했던 것이다. 오니시 박사는 이처럼 계속해서 미디어에 노출되면서 '유명 인사의 지인'을 벗어나 그 자신이 유명 인사 반열에 오르게 됐다. 특히 채식, 명상, 절제로 대표되는 그의 독특한 건강론은 웰빙 붐을 타면서 전 세계적으로 널리 퍼져 수많은 추종자들을 낳았다.

그가 설파하는 '오니시 다이어트'는 전형적인 저칼로리·저지방 식단이다. 그는 과잉 생산된 영양분이 현대인의 건강을 해치고 있다면서 '조금 먹고 평화로운 삶을 살 것'을 늘 강조한다. 오니시 다이어트에서 소개하는 레시피와 재료들은 대부분 저지방에 식물성이다. 저칼로리 다이어트는 자연히 지방 함량을 줄이게 되어 있다. 지방은 3대 영양소_{탄수화물, 단백질, 지방} 중 나머지 두 가지인 탄수화물과 단백질에 비해 같은 단위 무게당 두 배에 가까운 칼로리를 포함하고 있기 때문이다. 그래서 오니시 박사가 의도하지는 않았겠지만, 그의 다이어트는 '세상에서 가장 잔인한 다이어트' 또는 '세상에서 가장 배고프고 맛없는 다이어트'로 악명을 날리고 있다. 일단 저칼로리를 위해서 양을 줄였기 때문에 배가 고프다. 한술 더 떠 식단에서 지방이 차지하는 비율을 10퍼센트까지 낮춰 맛도 최악이다. 지방과 맛의 상관관계가 궁금하다면, 인체의 진화 과정을 잠시 살펴보자.

지방은 열량을 만드는 3대 영양소 가운데 가장 효율이 높은 훌륭한 에너지원이라 생존에 필수적이다. 같은 무게로 많은 에너지를 축적할 수 있어 탄수화물보다 에너지 비축에 더 적합한 형태다. 게다가 단순한 에너지 저장고 이상의 쓰임새도 갖추고 있다. 체지방은 충격으로부터 몸을 보호해 주는 쿠션 역할을 하기도 하고, 추위로부터 몸을 지켜 주는 단열재 기능도 담당한다. 그래서 체지방이 거의 없는 보디빌더들은 온몸이 멍투성이다. 까맣게 태닝한 피부 위로 오일까지 발라 잘 눈에 띄지 않을 뿐이다. 다른 예로, 남자보다 체지방률이 높은 여자가 태생적으로 추위에 강하다. 모두 지방의 힘이다.

'서바이벌 키트'인 지방을 얻기 위해 우리의 유전자는 지방을 좇는 방향으로 입맛을 진화시켰다. 즉 다이어트는 지방과의 전쟁이었지만, 인류의 역사는 지방을 얻기 위한 투쟁의 역사였다. 기름진 맛을 '풍미豊味'로 여기도록 생물학적 선택이 작용했다. 지방을 맛있게 느낀 고대인일수록 살아남는 데 유리했고 자연히 많은 후손을 남겼을 것이다. 현생 인류는 그들의 후예다. 지역과 문화권을 막론하고 최고의 맛으로 추앙받는 부드러움은 지방에 대한 예찬이다. 고기 사이 하얀 기름이 층층이 박힌 삼겹살과 차돌박이, 달착지근하게 입 안에 감기는 초콜릿, 부드럽고 달콤한 유지방 아이스크림, 마블링이 눈꽃처럼 내려앉은 꽃등심과 서로인 스테이크, 새하얀 지방층이 비단결처럼 감긴 참치 뱃살, 고소하기 그지없는 튀김과 볶음 요리들, 거기에 달콤한 시럽과 부드러운 휘핑크림을 올린 캐러멜 마끼아또로 마무리. 오죽하면 '칼로리는 음식의 맛있는 정도를 측정한 수치'라는 농담도 존재하겠는가. 이는 모두 지방의 작품이다.

기름진 음식이 맛있게 느껴지는 까닭을 진화의 측면에서만 찾을 수 있는 것은 아니다. 지방은 물질을 녹이는 유기 용매이기도 하다. 우리 코끝을 자극하는 다양한 향료 가운데 대부분은 기름에 잘 녹는 성질을 가지고 있어서, 지방 함량이 높은 음식은 맛과 더불어 향까지 좋다. 미각은 상당 부분 후각에 의존한다. 믿을 수 없다면 눈을 감은 뒤 코를 막고 양파를 먹어 보자. 사과와 별반 다를 바 없는 식감에 놀랄 것이다! 향이 풍부하면 맛도 좋게 느껴진다. 결과적으로 저지방을 고집하는 오니시 다이어트는 배가 고픈 건 차치하고, 음식을 먹을 때마다 종이를 씹는 것과 같은 허탈함까지 안겨 '가장 잔인하고 금욕적인 다이어트'로 악명을 날리게 됐다.

그래도 어찌 됐든 살만 빠지면 이 모든 걸 감내할 수 있다고 여기는 사람들도 있을 것이다. 하지만 앞서 저칼로리 신화에 숨은 맹점을 누차 설명했듯 오니시 다이어트는 체중 감량 효과마저 좋지 않다. 미국 보스턴 아동 병원의 카라 이벨링Cara Ebbeling 박사 팀에 따르면 여러 종류의 다이어트 식단 중 저지방 다이어트가 '요요 현상'을 일으킬 가능성이 가장 높다고 한다.[1] 연구 팀은 2006~2010년 병원에서 체중 감량 프로그램에 참여한 환자들에게 4주간 다이어트 식단을 제공했다.

식단은 세 종류로 각각 저지방, 저탄수화물, 저당 다이어트에 맞췄으며 총열량은 같았다. 참가자들은 연구 팀이 정해 준 식단을 시행하기 전후로 대사량과 체지방 유지 호르몬, 신진대사 상태를 확인했다. 연구 팀은 이들 중에서 본래 체중의 10~15퍼센트를 감소하는데 성공한 참가자들의 변화를 집중해 살폈다.

연구 결과 저지방 식단을 받은 사람들이 저탄수화물 식단을 받은 사람들에 비해 하루 평균 220킬로칼로리만큼 대사량이 감소하는 것으로 나타났다. 몸이 일종의 절전 모드로 돌입해 어떻게든 자기 방어를 시작했다는 의미다. 살찌는 체질로 사람을 몰아가는 게 저지방, 저칼로리 다이어트의 진짜 두려운 점이다.

오니시 다이어트
평점 ★☆☆☆☆
살을 빼고 싶다면
절대 추천하지 않습니다.

쉬어 가는 이야기 03
수영은 최고의 다이어트 운동일까?

사실 많은 사람들이 오니시 박사보다 마이클 펠프스 소식이 더 궁금할 것이다. 1만 2000킬로칼로리를 섭취하고도 살찌지 않는 펠프스의 비밀은 무엇일까? 바로 '체온'에 열쇠가 있다. 차가운 물속에서 운동하면 체온을 유지하기 위해 실제보다 더 많은 칼로리 소모가 일어난다. 그러니까 펠프스의 시간당 칼로리 소모량은 단순히 눈에 보이는 770킬로칼로리 이상의 보너스 점수가 존재했다! 그러나 이를 두고 '수영이 다이어트에 가장 좋은 운동이다'라고 결론 내린다면 곤란하다.

앞서 말했지만 다이어트는 체지방과의 전쟁이다. 목표는 체지방 분해지 칼로리 소모가 아니다. 아무리 차가운 물속에서 움직이고 열을 내도 그 열이 체지방을 태워서 나온 게 아니라면 말짱 헛수고다. 결론부터 말하자면 수영은 칼로리 소모는 크지만 체지방 분해 효과는 떨어진다. 호흡률(호흡비, Respiratory quotient, RQ) 측정을 통해 꽤 오래전에 입증된 사실이다. RQ는 의학계나 스포츠 생리학에서 사용되는 용어로 산소 섭취량과 이산화탄소 배출량을 나타낸 비율이다. 여기서도 재미있는 사실을 알 수 있다. 몸이 탄수화물을 태울 땐 RQ 값이 1에 근접하고(즉 더 많은 이산화탄소를 배출하고), 지방을 태울 땐 0.7에 가까워진다. RQ 값이 적을수록 체지방 분해에 적합한 운동이라는 뜻이다. 그리고 이미 1960년대에 수영과 수구水球를 비롯한 수중 스포츠들의 RQ 값은 0.95에 가깝다는 사실이 밝혀졌다.[2] 한마디로 물속에서 하는 운동은 체지방은 내버려 두고 탄수화물을 주로 태운다! 그래서 워터파크에 물놀이를 가면 평소엔 좋아하지도 않았던 와플이며 추로스 등이 자꾸 당긴다. 수영과 사이클, 마라톤을 번갈아 하는 철인 3종 선수들이 수영 후에 가장 큰 공복감을 느끼는 이유도 이와 연관 있다.

차가운 물속에 들어가면 당신의 뇌는 식욕이 왕성해지고 특히 탄수화물을 갈망한다. 체지방을 태워서 에너지를 보충해야할 근육이 제대로 데워지지 않기 때문에 급한 대로 글리코겐*을 끌어다 쓰고 이를 벌충하려는 현상으로 보인다. 그래서 펠프스도 1만 2000킬로칼로리 가운데 대부분을 탄수화물로 된 피자와 파스타로 채우는 중이다. 수중 스포츠가 실제 움직임보다 칼로리 소모가 큰 것은 사실이다. 그러나 그것은 체지방 분해가 아니라 제로섬 게임zero-sum game에 그치기 쉽다. 심지어 보상 심리를 자극해 폭식의 쳇바퀴 위를 달릴 위험성까지 존재한다.

그러나 체온 조절을 통해 운동 없이 살을 빼겠다며 끊임없이 노력하는 사람들도 있다. 서모제닉스Thermogenex라는 신조어까지 만들어 가며

---

* 동물이 몸 안에 비축한 동물성 탄수화물.

'매일 얼음물을 석 잔씩 마신다', '이불을 덮지 말고 자라', '자기 전에 얼음물 반신욕을 한다'는 등의 무시무시한 다이어트 팁을 전도하는 사람들이다. 과연 이들은 원하는 대로 쉽게 살을 뺄 수 있을까?

베르크만 선생이 알았다면 통탄할 노릇이다. 학창 시절 생물 시간에 배운 '베르크만의 규칙'을 생각해 보자. 같은 동물일지라도 추운 곳으로 갈수록 덩치가 커진다. 같은 곰이어도 남반구에 사는 말레이곰은 1미터 정도로 체구가 아담하지만 북극곰은 3미터가 넘어간다. 체적이 커질수록 체온 유지에 유리하기 때문에 환경에 맞춰 진화하고 적응한 결과다.

이처럼 생명은 진동하는 유기체다. 당신의 뇌는 당신이 생각하는 것 이상으로 간악하다! 뇌를 속여 조금 쉽게 살을 빼겠다는 발상은 '오니시 다이어트'와 마찬가지로 치킨 레이스로 끝나기 마련이다. 차가운 환경에 자주 노출될수록 당신의 뇌는 거기에 맞춰 신진대사를 새롭게 재편할 것이다. 뇌를 속이는 식이 요법이나 운동법을 찾겠다며 추위 속에서 떨지 마라. 뇌를 속일 순 없다. 단지 우리에게 필요한 것은 본성에 충실한 정면 승부뿐이다. 그 본성이 무엇인지, 정면 승부는 어떤 식으로 펼쳐야 하는지 앞으로 차차 확인하게 될 것이다.

part 02
체중계, 비겁한 자들의 방패막이

다이어트에 성공하고 싶다면
체중계를 멀리하고
줄자와 친해져라!

사람들이 체중계를 가까이하는 진짜 이유는 '용기'가 부족해서다.
체중계는 자신의 벗은 몸을 직접 들여다보지 않아도 될
구실을 마련해 준다.

47킬로그램

최후의 심판일이 다가온 것처럼 체중계에 오른다. 단두대 앞에 선 마리 앙투아네트의 심정이 이러했을까. 그래도 너무 걱정하지 말자. 고통은 한순간이다. 잠깐 눈을 감았다 뜨면 이 또한 지나가리라. 그러나 이내 지친 마음으로 체중계를 내려오고 만다. 눈금이 지난번과 같은 제자리라면 차라리 다행이다.

정말 47킬로그램이라는 몸무게가 가능하기는 한 걸까? 47킬로그램까지는 바라지도 않으니 49킬로그램이라도 되어 봤으면 소원이 없을 것 같다. 걸 그룹 소녀들도 47킬로그램, 영화배우도 47킬로그램, 아나운서도 47킬로그램, 너 나 할 것 없이 47킬로그램이라는데, 이건 분명히 뭔가 잘못되었다. 세상이 비뚤어진 건지, 내가 잘못된 건지 알 길이 없으니 그저 답답할 뿐이다. 하지만 오늘도 떼어 낼 수 없는 자책을 등에 업고 체중계에 오른다. 꿈의 숫자 47킬로그램을 위해!

이처럼 47킬로그램을 갈망하는 이들에게 왜 하필 47킬로그램을 목표로 잡게 되었느냐고 물으면 오히려 되묻는다. 너무 당연한 건데 그걸 왜 묻느냐고. 어쩌다 체중 47킬로그램이 대한민국 모든 여성들의 지상 과제가 되었을까? 미디어에 수시로 노출되는 이 시대의 비너스들이 하나같이 47킬로그램임을 자랑하고 있어서다. 어딜 가나 온통 47킬로그램의 여성이 표준처럼 여겨지고 있다. 텔레비전 화면에서는 조금 통통해 보이던 육체파 여배우도 막상 프로필을 보면 체중만큼은 최후의 마지노선인 49킬로그램을 사수 중이다. 이처럼 세상이 모두 47킬로그램일 때 나 혼자 그 숫자에 이르지 못한 기분은 말로 표현하기 어렵다. 47킬로그램은 이제 아름다움의 기준이라는 측면에서 일종의 규범이 되어 버렸다. 그러나 이 규범 자체가 잘못되었다면 어떤 표정을 지어야 할까? 하지만 그것이 사실이다. 47킬로그램은 가짜다. 우리는 지금껏 모두 속아 왔다.

내게 거짓말을 해 봐

모두 거짓말쟁이다. 적당히 둘러대라던 기획사 사장부터 방송에서 몸무게를 자랑하던 아이돌 가수, 보도 자료 돌리던 매니저, 그걸 받아 적던 기자들까지 모두 다 거짓말쟁이들이다. 한 번쯤 의심해 봄 직도 할 텐데 왜 다들 철석같이 믿어 준 건지 돌이켜 생각해 보면 다 같이 이상했다. 여자 몸무게 47킬로그램은 마치 남자 연예인이 말하는 신장 180센티미터와 비슷한 상징이다. 단지 키와 달리 눈앞에서 직접 확인할 수 없는 사안이다 보니 조금 더 속기 쉬웠을 뿐이다. 하지만 조금만 깊이 생각해 보면 불편한 진실이 금세 드러난다. 키가 150센티미터든 170센티미터든 방송에 나오는 여성 연예인들은 죄다 몸무게가 47킬로그램으로 통일되는 불편한 진실. 키와 체형에 상관없이 하나같이 47킬로그램이란다.

물론 예외적으로 진실을 말하는 이들도 있다. 미스 코리아 출신 피트니스 강사 정아름 씨도 그중 하나다. 자타 공인 '몸짱'인 정 씨가 자기 입으로 "나는 58킬로그램입니다"라고 커밍 아웃했을 때 사람들은 깜짝 놀라 되물었다. 그녀는 2011년 8월에 있었던 공개강좌 자리에서 자신의 오랜 비밀을 털어놓았다. 공식 프로필에 51킬로그램이라고 기재해 왔던 체중은 문자 그대로 프로필에 불과했으며, 실제 체중은 그보다 훨씬 웃도는 58킬로그램이란다. 물론 정 씨는 군살 하나 없는 탄탄한 몸매의 소유자다. 체중은 몸매 가꾸기에 큰 의미가 없음을 역설적으로 강조하기 위한 커밍 아웃이었다. 그래도 사람들은 쉽게 받아들이지 못한다. 자고로 날씬한 여자라면 50킬로그램을 넘지 않아야 한다는 고정 관념이 뿌리 깊게 자리한 탓이다.

이러한 고정 관념의 허점을 드러내는 또 다른 예를 보자. 이번엔 본의 아니게 진실을 밝히게 된 경우다. 2012년 8월 SBS의 한 예능 프로그램에서 벌어진 일이다. 당시 방송 주제는 "저 키 170 안 넘어요"였다. 최연소 멤버지만 가장 키가 커서 '자이언트 베이비'로 통하던 한 걸 그룹 멤버가 스튜디오에 직접 출연해 키를 쟀다. 당시 스튜디오에서 키를 재는

데 사용한 신장계는 체중을 이용해 비만도까지 산출하게 되어 있었지만 신장과 비만도만 공개하고 체중이 찍히는 부분은 테이프로 마스킹을 한 상태였다. 그러나 연출진은 중요한 사실을 잊고 있었다. 체중은 비만도와 신장만 있어도 구할 수 있다. 당시 카메라에 잡힌 그녀의 신장은 169.8센티미터, 비만도는 96.5퍼센트. 신장을 이용해 이를 역연산*해 보면 그녀의 체중은 60킬로그램 안팎임을 알 수 있다. 이른바 '뼈 다리'로 불리는 걸 그룹 소녀들이라고 무조건 47킬로그램은 아니었다. 대한민국 대표 미인이라는 미스 코리아를 보아도 47킬로그램과는 거리가 있다. 2012년 미스 코리아 선발 대회 주최 측이 발표한 후보자 프로필에 따르면 총 54명 참가자들의 평균 신장은 171.3센티미터, 평균 체중은 52.9킬로그램이었다. 팔등신의 대명사 미스 코리아도 47킬로그램보다는 평균 5킬로그램 이상 많이 나갔다. 이것이 현실이다. 어느새 날씬한 여성의 표준 체중처럼 여겨지기 시작한 47킬로그램이라는 숫자야말로 현실과 무관한 가상 현실이고 허구였다.

---

* 비만도는 [현재 체중/표준 체중×100(퍼센트)]로 나타내며 표준 체중은 [(신장-100)×0.9]이다(이때 신장은 센티미터, 체중은 킬로그램을 기준으로 한다). 방송에서 해당 아이돌 멤버의 신장은 169.8센티미터, 비만도는 96.5퍼센트로 나왔다. 이제 이 값을 대입해 방정식을 풀면 체중은 60.6킬로그램이 된다.

44사이즈의 불편한 진실

하지만 여전히 47이라는 숫자에 집착하는 이들이 분명 존재한다. 더 나아가 47이 아닌 44라는 숫자를 꿈꾸는 이들도 있다. 이번엔 이 숫자를 살펴보자. 47킬로그램이 아닌 '44사이즈' 이야기다.

사실 이 44사이즈 문제는 국내 여성복 시장 전반의 문제이기도 하다. 가장 큰 문제는 통일된 규격이 존재하지 않는다는 것이다. 드롭 수drop로 떨어지는 외국 브랜드의 옷을 구매해 본 경험이 있다면 더욱 극명한 차이를 체감했을 것이다. 'S, M, L', '대, 중, 소', '75, 80, 85'는 물론 아예 한 술 더 떠 '프리 사이즈'라는 정체불명의 크기까지……. 생산자와 판매처에 따라 규격이 제멋대로다. 이때 이들 사이를 연결해 주는 번역법이 바로 44, 55, 66이다. "L 사이즈는 '핏'이 정확히 어떤가요?"라는 질문에 "통통한 55분들이 입기 좋아요"라는 답변이 돌아온다. 왜일까? 그나마 가장 오랫동안 '통일 규격'으로 존재한 탓에 사람들이 익숙하게 생각해서다.

44가 포함된 '3사이즈 분류법'은 지금으로부터 30년도 더 전인 1979년 국가에 의해 시행되기 시작했다. 당시 공업진흥청현 한국기술표준원은 전국의 성인 남녀 약 1만 7000여 명을 상대로 대국민 신체검사를 실시했다. 조사 결과 당시 한국 20대 여성 평균 신장은 155센티미터, 가슴둘레는 85센티미터로 집계됐다. 여기서 평균 신장과 가슴둘레의 끝자리 숫자인 5만 떼서 만든 55라는 숫자가 '평균 체형'의 기준으로 탄생했다. 55에서 앞의 5는 키 155, 뒤의 5는 가슴둘레 85를 의미한다. 이 55사이즈를 기점으로 키는 5센티미터, 가슴은 3센티미터 단위로 가감해 66신장 160센티미터, 가슴둘레 88센티미터 이하과 44신장 150센티미터, 가슴둘레 82센티미터 이하가 결정된 것이다. 44사이즈의 정체는 '30년 전 대한민국 여성들의 키와 가슴둘레'였다. 그래서 44사이즈는 대한민국에만 존재하는 개념이다. 아니 정확하게 말하자면 존재했던 사이즈다. 30년 전 한국에서 만들어져 한국에서만 통용되다가 10여 년 전 수명을 다했다! 산업화와 경제 발전을 거치면서 현대 한국인의 평균 체형은 보릿고개를 걱정하던 시절과 비교할 수 없을 정도로 성장했다. 2004년 시행된 제5차 국민 표준 체위 측정에서 20대 여성의 평균 신장은 161센티미터, 가슴둘레는 82센티미터로 집계됐다. 55사이즈를 평균으로 잡았던 1979년과 비교해 보면 다들 '사이즈 업'된 셈이다. 당국도 3사이즈 분류법이 현실과 동떨어졌다는 한계를 절감하고 이미 1999년 이를 표준 규격에서 제외했다. 대신 국제 규격ISO에 맞춰 여성복 치수를 가슴둘레—엉덩이 둘레—키를 이용해 표기하도록 권고한 상태다.

그런데 문제는 국가에서 정한 표준 규격이 사라지면서 춘추 전국 시대가 펼쳐졌다는 것이다. 앞서 설명했듯이 업체들은 자사의 편의와 이익을 앞세워 사이즈를 책정하기 시작했다. 여기에 소비자들은 정보 부족과 업계의 횡포로 이미 13년 전 용도 폐기된 낡은 기준에 맞춰 자신의 몸을 재단하는 중이다. 사실 의류업계에서는 손해를 감수하며 새로 사이즈를 정할 필요가 없다. 국가에서 권고한 새 기준에 맞춰 가슴둘레—엉덩이 둘레—키를 토대로 기성복을 생산한다고 치자. 한 가지 디자인에서 수십 가지 치수가 나오게 된다. 대량 생산의 최대 장점인 원가 절감 효과는 줄어들고, 상대적으로 소비자 분포가 적어 덜 찾게 되는 치수의 재고 처리 문제가 새롭게 발생한다. 기업 입장에서는 당연히 달갑지 않은 현상이다. 그래서 업체들은 국립기술원의 권고 따위에 아랑곳하지 않고 44, 55, 66에서 이름표만 바꿔 단 3사이즈 분류법에 맞춰 옷을 찍어 내고 있다. 결국 표기는 같아도 브랜드별로 사이즈가 다르니 같은 치수의 옷을 구매해도 어떤 옷은 크고 어떤 옷은 작아서 입을 수 없는 불상사가 발생하기도 한다. 기업은 이윤을 위해 오래전에 폐기된 기준을 완전히 버리지 못하고, 소비자들은 옷을 몸에 맞추지 못하고 몸을 옷에 맞추고 있으니 무언가 거꾸로 되었다.

44는 날씬한 여자들에게 주어지는 영광의 트로피가 아니다. 이젠 아동복으로 분류되어도 어색하지 않은 작은 사이즈다. 2008년 통계 기준으로 초등학교 5학년 여학생의 평균 신장이 150센티미터를 넘기 시작했으니, 키 150을 기준으로 생산한 44사이즈는 이제 초등학생도 입을 수 있는 '아동복 사이즈'가 된 셈이다. 변화된 현실을 반영하지 않고 아동복 사이즈를 '모델 사이즈'라고 말하는 것은 기만행위다. '44사이즈는 44킬로그램인 고객님께 적당한 사이즈'가 아니다. 이것도 아무도 말해 주지 않는 44사이즈의 불편한 진실이다. 옷 가게에 줄자와 거울은 있어도 체중계는 없다. 체중과 몸매는 아무 관계가 없다는 사실을 다시 한 번 명심하자. 더불어 의류업체들이 필요 이상으로 작고 단순화된 사이즈를 생산하고 있다는 사실 역시 명심하자. 사이즈를 고르는 데 있어 체중계는 아무런 상관이 없고 55나 66사이즈의 옷을 입는 게 곧 뚱뚱하다는 뜻은 더더욱 아니다.

체중계를 잊어라

47킬로그램과 44사이즈의 불편한 진실은 우리에게 하나 된 교훈을 준다. 바로 '체중계를 멀리하라'는 것이다. 체중 감소가 곧 다이어트의 성공이라고 믿어 온 이들은 의아할 것이다. 그러나 체중은 다이어트 결과에 대해 몹시 추상적인 정보만 전달해 줄 뿐이며, 그나마도 큰 도움이 되지 못한다. 다이어트는 쉽게 말해 '군살 빼기'다. 군살들은 지방으로 이루어져 있다. 체내에 지방 조직이 과하게 쌓이면 몸은 점점 뚱뚱해지고 맞는 옷을 찾기 어려워진다. 몸매 변화에만 그치지 않고 고지혈증, 심장병, 관절염과 같은 건강상의 문제를 일으키기도 한다. 건강 관리를 위해서라도 이러한 군살, 즉 잉여 지방 덩어리들을 몸에서 덜어 내야 하는데, 이때 사라진 지방의 무게만큼 체중도 줄어드는 것이다. 따라서 몸무게를 기준 삼아 다이어트 진행 상황을 점검하는 접근은 일견 타당해 보이기도 한다. 그러나 사실은 그렇지 않다. '체중'이라는 기준 역시 '칼로리'만큼이나 잘못된 선택이다. 다이어트에 성공하기 위해서는 무엇보다 먼저 몸무게를 잊고 체중계를 멀리해야 한다. 47킬로그램과 44사이즈의 불편한 진실 말고도 우리가 체중계를 멀리해야 할 이유는 다양하다.

일단 체중은 너무 자주, 그리고 쉽게 변한다. 체중계를 가지고 있다면 하루 정도의 시간만 투자해 누구나 해 볼 수 있는 아주 간단한 실험이 있다. 한 시간마다 몸무게를 재 보는 것이다. 운동 같은 큰 활동을 하지 않아도 식사나 배설 등 일상의 활동만으로 적게는 몇 백 그램부터 많게는 킬로그램 단위의 체중 변화가 시시각각 일어나는 것을 직접 확인할 수 있을 것이다. 심지어 아무것도 먹거나 마시지 않고 가만히 앉아 숨만 쉬어도 체중 변화가 일어날 수 있다. 변수들은 생각보다 다양하고 변동 폭 또한 커서 체중 변화만을 가지고 다이어트의 성패를 가늠하기란 불가능하다. 도리어 작은 체중 변화에 일희일비하는 사이 스트레스만 늘어갈 것이다.

또한 체중 변화가 곧바로 체형 변화로 이어지지도 않는다. 체중이 같더라도 운동 부족으로 팔다리는 앙상한데 내장 지방은 착실히 쌓아온 ET형 몸매가 있고, 잘록한 허리와 탄탄한 엉덩이를 갖춘 몸짱도 있다. 체중이 비슷한 사람들끼리도 몸매는 천차만별일 수 있다. 이런 차이를 빚어내는 결정적인 요인은 바로 근육과 지방의 밀도 차이다. 우리의 몸매를 결정하는 것은 체중이 아니다.

물에 뜬 기름 자국을 본 적이 있을 것이다. 기름, 다른 말로 지방은 물보다 밀도가 낮아 물 위에 뜬다. 이를 달리 표현하면 같은 무게의 '지방 덩어리'는 신체의 다른 조직에 비해 '부피가 크다'는 뜻이 된다. 인간의 몸은 70퍼센트가 수분이다. 체지방을 제외한 다른 조직들은 대부분 수분으로 구성되어 지방에 비해 부피가 작다. 근육 1킬로그램과 체지방 1킬로그램은 무게가 같아도 크기는 체지방이 훨씬 크다는 말이다.* 따라서 똑같이 일정하게 몸무게가 늘어났어도 근육이 붙은 것과 체지방이 쌓인 결과는 180도 다르다. 겉보기에도 탄력이 느껴지는 근육질 몸은 체격이 비슷한 다른 사람들보다 몸무게가 많이 나간다. 밀도가 높은 근육이 몸에 많기 때문이다. 반대로 몸무게는 다른 사람과 비슷한데 다른 사람보다 뚱뚱해 보인다면 지방 덩어리가 몸의 대부분을 차지하고 있기 때문이다. 중요한 것은 몸매다. 그리고 몸무게는 몸매와 별 상관이 없다. 거듭 말하지만 몸매 관리한다는 이유로 체중계 위에서 스트레스 받을 필요가 없다.

다이어트를 위해 체중계를 멀리 해야 하는 다른 이유가 또 있다. 체중계에는 눈이 달려 있지 않기 때문이다. 인체는 체지방과 근육으로만 이루어지지 않았다. 지방과 골격근은 혈액, 뼈, 내장, 신경계 등과 함께 인체를 이루는 다양한 구성 요소 가운데 하나일 뿐이다. 체지방도 다시 내장지방과 피하 지방으로 나뉜다. 그런데 체중계는 이들의 총합인 몸무게만 보여 줄 뿐, 어떤 요소가 어떤 변화를 겪고 있는지 알려 주지 못한다. 체중계 눈금만 믿고 있다간 몸 안에서 근 손실과 탈수 현상이 일어나고 있는지, 아니면 체지방 감소를 통해 성공적인 다이어트로 가고 있는 중인지 알 길이 없다.

다이어트를 결심했다면 몸무게를 잊고 체중계를 멀리하자. 큰 의미 없

---

* 지방 조직의 밀도는 1세제곱센티미터당 0.92그램, 근육의 밀도는 1세제곱센티미터당 1.06그램으로 거의 1.2배 가까이 차이가 난다.

는 수치에 필요 이상으로 집착해 봐야 스트레스만 커지고 다이어트에 방해된다.

WHR vs. BMI

성공적인 다이어트를 위해서는 체중계보다 줄자와 친해져야 한다. 체중계와 달리 휴대가 쉬워 언제 어디서나 자신의 상태를 객관적으로 점검할 수 있는 도구가 바로 줄자다. 건강을 위해 다이어트를 하고 있다면 체중계 대신 줄자를 이용하자. 미용을 위해 다이어트 중이라면 더더욱 줄자와 친해져야 한다. 줄자를 이용하면 WHR[waist-hip ratio, 허리와 엉덩이의 비율]을 구할 수 있다. WHR은 우리의 몸 상태를 가장 정확히 진단할 수 있는 공식이다. 사실 대중적으로 더 널리 알려진 기준은 '체질량 지수'로 알려진 BMI[body mass index]* 다. 그러나 BMI는 다이어트에 별다른 도움을 주지 못한다.

체중계를 멀리해야 하는 이유를 이해했다면, 이번에는 이해가 더 쉬울 것이다. 서로 정반대인 두 사람을 놓고 생각해 보자. 키는 크지만 배가 불룩한 이른바 '마른 비만'과 다부진 근육질의 운동선수가 BMI 검사를 하면 어떤 결과가 나올까? BMI 기준에 따르면 마른 비만 환자가 운

---

* 몸무게를 키의 제곱으로 나눈 것. 몸무게는 킬로그램, 키는 미터 단위를 기준으로 한다. 25 이상을 과체중, 30부터는 비만으로 본다.

동선수보다 더 건강하다는 진단이 나온다. 체중과 키만 가지고 계산하는 BMI의 원리 자체가 몸매나 체지방률을 전혀 반영하지 못하기 때문에 빚어지는 아이러니다. 하지만 오랫동안 널리 이용되면서 필요 이상으로 과대평가되었고, 여러 가지 한계에도 불구하고 많은 사람들이 현혹되는 기준이기도 하다. 앞서 언급한 것처럼 WHO 같은 국제기구까지 보건 관련 통계를 낼 때 편리하다는 이유만으로 BMI를 이용하고 있다. 체중이라는 절대 평가 기준 하나만 있으면 손쉽게 통계학적인 수치를 뽑아낼 수 있기 때문에 기관에선 BMI 조사를 선호한다. 그러나 실제 현상을 제대로 반영하지 못하는 만큼 역시 멀리해야 할 수치다. 인력과 예산 부족을 이유로 공공 기관에서 BMI를 줄곧 이용해 온 까닭에 '공신력 있는 기준'이라는 오해가 널리 퍼지고 말았다. 하지만 이제 체중이 얼마나 허망한 기준인지 알게 된 만큼 체중계를 토대로 만든 BMI라는 기준에 절대로 흔들리지 말자. 비만 클리닉이나 피트니스 센터에서 BMI 측정으로 상담을 시작한다면, 당장 자리를 박차고 나와라. 그래도 전문가들인데 혹시나 하면서 망설일 필요 없다. 그들은 '잘못된 전문가'일 뿐이다.

　이토록 거듭 강조했으니 BMI 대신 사용한다는 WHR이라는 기준이 몹시 궁금할 것이다. 그러나 WHR이라고 해서 어마어마한 첨단 장비나 대단한 계산이 필요한 건 아니다. 단지 줄자와 측정 대상인 우리의 몸만 있으면 언제, 어디서나(심지어 우주 공간에서도) 누구든 할 수 있다. '허리와 엉덩이의 비율'이라는 이름 그대로 줄자를 이용해 허리둘레를 재고 그 값을 엉덩이 둘레 값으로 나누면 끝이다. 허무할 수도 있겠지만 진실은 의외로 단순 명료한 법이다. 옷을 입고 있을 땐 괜찮아 보이지만 맨몸으로 거울 앞에 섰을 땐 말 못할 '배둘레햄'으로 고민해 본 적이 있다면 지금 당장 줄자를 들고 확인해 보자. BMI로는 파악하지 못하는 마른 비만이나 복부 비만도 WHR 앞에선 숨길 수 없다. BMI에 비해 계산은 훨씬 단순하지만 내용은 훨씬 정확하다.

간혹 'WHR은 엉덩이가 커지면 그 값이 감소하기 때문에 뚱뚱할수록 줄어들어 객관적이지 못하다'는 이유로 난색을 표하는 이들도 있지만 크게 신경 쓸 필요는 없다. 대부분 외국 자료를 무조건 받아 적은 데서 나온 비판이다. 유전적 특질로 살이 쪘다 하면 하체 비만으로 쉽게 발전하고, BMI 수치 35가 넘는 고도 비만이 즐비한 미국에서는 WHR보다 BMI가 더 정확한 측정 수단이 될 수도 있다. 그러나 국내 사정은 확연히 다르다. 특히 잘못된 다이어트로 수차례 큰 손실과 요요 현상을 겪은 이들에겐 WHR가 더욱 정확하게 자신의 상태를 알 수 있게 해 준다. 고도 비만이거나 운동선수 수준의 엉덩이가 아닌 이상 WHR 수치가 현상을 왜곡할 가능성은 없으니 걱정하지 않아도 좋다. 이는 사실 오랜 진화의 결과이기 때문에 당연한 일이다.

왜 살은 야속하게도, 붙지 말았으면 하는 옆구리, 아랫배, 엉덩이에 제일 먼저 달라붙는 걸까? 조물주의 저주인가? 아니다. 진화와 적응의 결과다. 체지방은 전신에 골고루 분배되어 쿠션과 보온재 역할을 하지만, 남아돌면 약속이나 한 듯 배꼽 근처로 모인다. 그래야 움직임에 방해되지 않기 때문이다. 배꼽 근처는 인체에 있어 무게 중심이 되는 위치다. 체중이 이곳에 집중되었을 때 균형이 잘 잡히고 쉽게 넘어지는 일도 없다. 뱃살로 가야 할 지방이 모두 팔뚝이나 얼굴로 가는 이변이 일어난다면 우리는 제대로 살아갈 수 없을 것이다. 살이 찌면 뱃살로 몰리는 건 내 몸이 저주받은 체질이라서가 아니라 생존을 위해 오래전부터 인류가 선택해 온 필연의 결과다.

WHR을 구할 때 측정하는 허리와 엉덩이는 인체에서 가장 많은 체지방을 저장하는 공간이다. 덧붙여 엉덩이는 우리 몸에서 가장 많은 지방뿐만 아니라 근육까지 보유하고 있는 부위다. 절대적인 지방 보유량은 내장 지방을 포함하는 아랫배보다 작기 때문에, 설령 엉덩이가 커서 WHR 수치가 조금 왜곡되더라도 건강 상태까지 왜곡될 가능성은 극히 낮다. 이제 체중계를 멀리하고 줄자를 늘 곁에 둬야 하는 이유는 분명해졌다.

진짜 내 몸을 직시하라

결국 체중은 다이어트의 성공을 평가하는 가장 마지막 기준이다. 일주일에 한 번 정도 측정하면서 전체적으로 체중이 줄고 있구나 하는 경향성을 확인하는 선이면 충분하다. 마른 비만이나 체형 변화를 전혀 감지하지 못하는 멍청한 체중계를 애지중지하는 일은 이제 그만하자. 대신 용기를 내서 줄자를 들고 거울 앞에 서 보자. 사실 사람들이 체중계에 오르는 진짜 이유는 '용기'가 부족해서다. 체중계는 자신의 벗은 몸을 직접 들여다보지 않아도 되는 구실을 마련해 준다. 몸이라는 실체 대신 추상적인 숫자만 확인하고 내려오는 것으로 끝나니, 내 몸이 마주한 현실에서는 점차 멀어지게 된다. 그러나 체중계를 거치지 않고 거울을 통해 자신의 몸을 직접 살펴보면 다들 큰 충격을 받는다. 처음엔 놀랍고, 심지어 무서울 수도 있다. 거울을 이용해 자신의 벗은 몸을 직접 확인하는 일은 실제로 큰 용기가 필요한 행동이다. 거울 앞에서 내 몸 곳곳의 탄력, 비율, 굵기 등을 눈으로 확인해 보는 것이 가장 확실한 다이어트 진단법이다. 줄자도 최종적으로는 이를 객관적으로 기록할 수 있게 도와주는 도우미일 뿐이다.

그러나 체중이 됐든 허리둘레가 됐든 가장 중요한 것은 올바른 기준이다. 타인과의 비교는 나를 행복하게 만들 수 없다. 나의 비교 대상은 언제나 '어제의 나 자신'이 되어야 한다. 누군가의 몸무게가 47킬로그램이며 누구는 44사이즈를 입는다는 사실은 이제 더 이상 나와 상관없는 이야기다. 어제의 나에 비해서 오늘의 나는 얼마나 더 날씬해지고 건강해졌는지에만 집중해야 한다. 나의 가장 큰 라이벌은 바로 나 자신이다.

쉬어 가는 이야기 04
정확한 WHR 구하기

WHR은 무엇보다 정확한 기준에 따라 측정하는 게 중요하다. 사람과 단체에 따라 주장하는 바가 조금씩 다르지만 다음 몇 가지 원칙들은 꼭 지키도록 하자.

1. 엉덩이 둘레에서 수치가 가장 크게 나오는 부분을 측정한다.
2. 허리둘레는 배꼽 높이에서 측정한다.
3. 항상 같은 조건에서 측정한다.

특히 두 번째 원칙인 허리둘레는 자기 자신을 속이기 쉬운 부분이다. 줄자 위로 살이 비집고 나오도록 꽉 조이거나 거의 갈비뼈 높이까지 올려 어떻게든 작은 치수가 나오도록 애쓰지 말자. 가볍게 숨을 내쉰 뒤 줄자를 피부에 밀착해 배꼽 높이의 허리둘레를 구한다. 간혹 웹상에는 골반이나 허리에서 가장 가는 부위의 둘레를 측정하라는 지침도 돌아다니지만 이는 '살'이 아닌 '뼈'를 측정하는 것이라 객관적인 지표로 쓸 수 없다. 욕심을 버리고 솔직하게 자신이 처한 현실을 확인해 보자. 따라서 기준은 일단 넉넉하게 잡고 시작한다. 남자 기준으로 WHR 측정 결과 1.0, 여자는 남자들에 비해 엉덩이가 크기 때문에 0.9를 1차 목표로 잡는다. 남녀 불문하고 0.8만 되면 어딜 가나 날씬하다는 소리를 듣는다. 참고로 이른바 황금 비율이라는 비너스의 허리는 0.7, 뭇 여성들의 지탄의 대상인 바비 인형은 0.67이다. 현실 속에선 불가능한 수치니 0.7 이하가 되기 위해 필요 이상으로 자신을 학대할 필요는 없다. 추천하는 측정 시기는 매일 아침 잠에서 깨어나 화장실에 다녀온 뒤 공복 상태다.

쉬어 가는 이야기 05
마이크 돌체의 탈수 다이어트

길을 지나다 보면 눈이 번쩍 뜨이게 하는 문구와 마주칠 때가 있다. "책임 감량! 한 달에 5킬로그램 보장. 미달 시 100퍼센트 전액 환불." 특히 단식원 광고에 자주 등장하는 문구다. 그런 꿈같은 일이 실제로 가능할까 의구심이 들겠지만, 사실은 사실이다. 경우에 따라서는 일주일이 아니라 하루 이틀로도 충분하고, 5킬로그램이 아니라 7킬로그램, 8킬로그램 그 이상도 가능하다. 실제로 체급 제한이 있는 링 스포츠 선수들은 매번 경기를 앞두고 이런 초스피드 다이어트에 들어간다. 어떻게? 바로 몸에서 수분을 쭉 짜내는 '탈수'를 통해서다.

소변이나 눈물, 타액처럼 눈에 보이는 '배출량'만 생각한다면 쉽게 이해되지 않을 것이다. 그러나 지금 이 순간에도 아주 조금씩, 그러나 쉬지 않고 이어지는 숨은 '방출량'이 있다. 손이나 발에 상처가 났을 때 샤워하려고 애쓴 경험이 있다면 이를 눈으로 직접 확인했을 것이다. 환부가 물에 닿지 않게 하기 위해 팔다리에 비닐 봉투 따위를 씌우고 샤워한 후에 보면 비닐 안쪽에 서리마냥 습기 맺힌 것을 볼 수 있다. 샤워실의 수증기라고 대수롭지 않게 여겼을 테지만, 실은 피부에서 직접 방출한 수분이다. 우리의 몸은 배설물 이외에도 피부와 점막을 통해 계속해서 미세한 수분을 뱉어 내고 있다. 단위 시간당 나오는 양은 미미하지만, 24시간 내내 잠자거나 쉴 때도 계속해서 수분 방출이 이어진다는 점에서 무시 못 할 양이다. 이렇게 호흡과 피부를 통해서 뿜어내는 양만 사람에 따라 하루 500그램에서 1킬로그램 가까이 된다. 선수들은 이 점을 이용한다. 경기를 앞두고 체중을 줄일 때는 살을 빼는 게 아니라 수분을 빼낸다. 경기를 앞두고 물을 거의 마시지 않으면서 사우나, 조깅, 격렬한 운동을 반복하면 수분 배출이 가속되어 체중은 뚝뚝 떨어진다. 특히 몸의 수분 보유량은 근육량에 비례하기 때문에 근육질 선수일수록 수분 배출을 통해 더 많은 양을 감량할 수 있다.

미국의 유명한 격투기 트레이너 마이크 돌체Mike Dolce는 이 같은 방식의 체중 조절을 전담하는 전문 트레이너다. 그는 102킬로그램인 선수의 체중을 약 3주 사이에 93킬로그램으로 맞춰 주거나 체중이 90킬로그램인 선수를 77킬로그램으로 만들어 주는 것으로 유명하다. 그 특별한 노하우 가운데 하나는 평소에 물을 굉장히 많이 마시게 하는 것이다. '하루 신선한 물 8잔' 정도의 차원을 넘어 2갤런7.5리터 가까이 되는 물을 매일 같이 마시게 한다. 이렇게 과량의 물을 마시면서 조금만 시간이 지나면 몸은 많이 마신 만큼 많이 배출하도록 스스로를 세팅한다. 이 시점에 수분 섭취를 완전히 끊고 움직이기 시작하면 몸은 하루에 7~8리터씩 마시던 습관을 잊지 못하고 그때처럼 엄청난 양의 수분을 몸 밖으로 배출한다. 사실 이뇨제를 쓰면 간단하게 해결될 일이지만 금지 약물 문제*로 이뇨제를 쓸 수 없는 운동선수들이 사용하는 일종의 '꼼수'다. 이렇게 하루 이틀 사이 몸을 급격히 탈수시키면 일주일에 5킬로그램이 아니라 하룻밤에 7킬로그램, 그 이상도 가능하다. 또한 이렇게 뺀 체중은 하루도 유지하기 어렵다는 게 특징이다. 다시 물을 마시고 탄수화물 섭취를 시작하면 몸은 간과 근육에 글리코겐을 비축하면서 급격히 잃어버린 체중을 복구한다. 이런 현상을 리바운드rebound, 리게인regain이라고 부르는데 근육량이 많은 헤비급 선수들은 이 리바운드 폭이 24시간 만에 15킬로그램에 육박할 정도다. 실패한 다이어트 후에 살이 찌는 요요 현상과는 다른 현상이니 오해하지 않았으면 한다. 결국 운동선수들의 감량은 살을 빼는 것이 아니다. 오히려 경기 직전 체중을 더 불리기 위해 하는 행동이다. 체급 제한이 있는 링 스포츠에선 경기 하루 전에 계체를 실시한다. 경기 전날 체중을 맞추고 남은 시간 동안 리바운드를 통해 체중을 불리면, 다음 날 경기에서 전날보다 훨씬 크고 무거운 상태가 되어 경기에 유리해지기 때문이다. 체지방이나 건강은 상관없이 무조건 체중계만 뒤로 돌리면 된다는 생각을 가졌던 이들도 격투기 선수들의 감량과 리바운드의 의미를 알고 나면 그런 생각을 접을 것이다.

이제 체중을 기준으로 한 다이어트라는 게 얼마나 허망한지, '한 달에

---

* 이뇨제 자체가 금지 약물은 아니다. 단 금지 약물을 복용 후 이뇨제를 복용해 잔여 물질을 배출하고 검사를 피해 갈 수 있어서 반도핑 위원회들은 이뇨제 복용 흔적을 금지 약물 복용의 정황 증거로 인정, 처벌하고 있다.

5킬로그램 책임 감량'이라던 문구도 과장 광고나 다름없다는 사실을 이해했으리라 본다. 아무것도 먹고 마시지 않으면서 사우나를 들락거리면 그 정도는 누구에게나 일어날 수 있는 변화다. 누구나 일주일에 5킬로그램 정도는 뺄 수 있다. 그리고 그렇게 뺀 5킬로그램은 아무런 의미가 없다. 관건은 체중이 아니라 무엇을 어떻게 빼느냐에 있다.

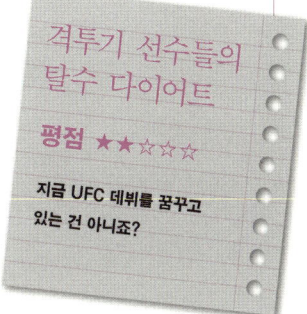

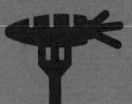

part 03
채식, 절대 선일까?

인간은 불과 고기를 사랑한 원숭이다.

생명은 본성에 충실할 때 가장 건강하다.
다른 그 무엇을 흉내 내지 않고
인간 본연의 모습에 충실해야 한다.

야생의 신비

야생 동물의 생태를 다룬 다큐멘터리를 유심히 본 적이 있다면 이미 눈치챘을지도 모른다. 지구상에서 살을 빼기 위해 고민하는 생물은 인간밖에 없다. 세렝게티 초원에서 뚱보 사자나 비만 치타의 모습은 찾아보기 어렵다. 혹자는 이를 단순히 활동량 차이 탓이라고 말하기도 한다. 야생의 삶은 천적과 천재지변으로 둘러싸인 난관의 연속이라 초식 동물은 포식자를 피해 도망치기 바빠 마음 놓고 풀 뜯을 여유조차 없다. 육식 동물의 사정이라고 딱히 낫지도 않다. 단 한 번의 실패가 죽음으로 직결될 수도 있는 고달픈 나날의 연속이다. 사냥감을 놓쳐 끼니를 거르면 지치고 굶주려 다음 사냥은 더욱 어려워지는 악순환이다. 간혹 사냥감의 격렬한 저항에 다치기라도 한다면 미래는 더욱 암울하다. 그러니 야생 동물들은 살이 찌고 싶어도 살 찔 틈이 없다고 생각하기 쉽다. 얼핏 그럴

듯해 보인다. 그러나 이는 편견이다. 야생 동물들이 날씬한 까닭은 그저 활동량이 많아서가 아니다. 가혹한 환경과 먹을거리 부족 탓은 더더욱 아니다. 만약 이러한 추론이 사실이라면 먹을 것이 넉넉한 지역에서는 폭식이나 과식으로 살이 찔 법도 한데 실상은 그렇지 않다.

야생 동물들은 누가 가르쳐 주지 않아도 스스로 식사량을 조절한다. 자기 몸에 알맞게 배를 채웠다면 먹을 것이 남았어도 주저 없이 자리를 뜬다. 사자의 사냥을 다룬 다큐멘터리는 이를 설명하기 좋은 자료다. 사냥에 성공한 사자들은 내장에서 살코기까지 서열 순으로 배를 채우고 남은 고기를 미련 없이 버리고 떠난다. 사자가 떠난 자리에 초원의 청소부인 하이에나와 대머리 독수리가 몰려들어 배를 채우는 모습을 보면 잘 알 수 있다. 야생 동물들은 먹을 게 모자라서 어쩔 수 없이 비쩍 마른 게 아니다. 넉넉한 사냥감과 비옥한 초지가 있어도 적당히 먹었다 싶으면 먹는 일을 멈추기 때문이다. 일단 밥상머리에 앉으면 배가 충분히 불러도 그릇을 비울 때까지 멈추지 못한다거나 과자 봉지 속으로 자꾸만 손이 가는 우리로서는 부럽기만 한 야생의 신비다.

비만 고양이

그러나 야생 동물들도 원래의 정글을 벗어나 '콘크리트 정글'에 갇히면 이야기가 달라진다. 이내 사람처럼 뚱뚱해진다. 사자나 호랑이를 집에서 키울 수는 없는 만큼 다른 예를 살펴보자. 사자를 비롯한 고양잇과 동물들의 대표 주자, 고양이에 관한 이야기다. 고양이를 키우는 사람들 가운데는 본인의 다이어트가 아닌 애묘의 다이어트 문제로 골치 아파하는 이들이 적지 않다. 사료 회사들이 정해 놓은 권장량에 맞춰 정량의 사료를 급여해도 유독 뚱뚱해지는 고양이들이 있다. 이런 문제를 해결하기 위해 업체들은 다시 '비만 고양이용 저칼로리 사료'를 개발해 내놓았지만 익히 짐작하듯 별 효과가 없다(왜 그럴까 궁금하다면 다시 1장으로 돌아가 보자). 결국 사람의 다이어트와 마찬가지로 비만 고양이들도 기댈 곳은 운동뿐이다. 고양이의 호기심을 자극하는 온갖 장난감을 구해다 대령해 보지만 말이 통하지 않는 고양이는 주인의 뜻대로 움직여 주질 않는다. 결국 주인의 갖은 노력에도 불구하고 비만 고양이들은 뚱뚱한 모습으로 여생을 보내기 쉽다.

이런 비극은 인간이 만든 사료를 받아먹으면서 새롭게 나타난 현상이다. 오늘날과 같이 고양이 전용 사료가 대량 생산되기 시작한 것은 1960년대 들어서의 일이다. 이전까지 고양이들은 사람이 따 주는 통조림을 기다리지 않고 스스로 사냥해 배를 채웠다. 곡식을 축내는 쥐나 마당에 날아든 새, 벌레 따위가 고양이의 주식이었다. 고양이는 각종 해충을 잡아먹는 실용적인 애완동물이었고 덕분에 굳이 인간이 끼니를 챙겨 줄 필요가 없었다. 고양이를 길들였다고 믿어 온 것은 단지 인간의 착각일 뿐이다. 가축화가 시작된 약 4000년 전부터 고양이들은 인간이 내준 마루 밑에 둥지를 틀었으되 야생 동물과 다름없는 이중생활을 이어 왔다. 그러나 소위 전문가들이 자랑하는 '균형 잡힌 영양과 탁월한 기호성'의 사료가 등장하자 이 작은 야생 동물들의 처지도 급변했다. 집고양이들 역시 그들을 키우는 현대인처럼 뚱뚱해지고 말았다.

프랜시스 박사의 실험

사료 먹인 고양이들은 왜 살이 찔까? 이 기묘한 현상에 대한 실마리를 제공해 줄 흥미로운 실험이 이미 70여 년 전에 우연히 이루어졌다. 미국의 병리학자 프랜시스 포텐저 박사Francis Pottenger Jr, MD는 1932~1942년 무려 10년간 '고양이 사료'에 대한 선구적 연구를 실시했다. 그는 동물 행동학자는 물론 수의사도 아니었다. 그런 그가 어쩌다 고양이 밥에 관심을 갖게 되었을까? 박사의 실험은 본래 인체의 호르몬 분비에 관한 것이었는데 사람을 놓고 생체 실험을 할 수 없어 동물 실험을 계획하게 되었다. 그가 선택한 실험 대상은 고양이였다. 호르몬을 분비하는 장기인 '부신'을 외과 수술로 제거한 고양이들에게 외부 주사로 호르몬 추출물을 투여해 가며 어느 선에서 생명 유지가 가능한지 관찰하는 게 본래의 실험 목적이었다. 일단 본 실험에 앞서 고양이들이 수술을 견디고 살아남는 게 급선무였다. 그렇다 보니 프랜시스 박사는 고양이들의 건강에 남다른 관심을 기울이게 됐다. 실험 대상이 된 고양이들은 어지간한 집고양이들 부럽지 않은, 아니 그보다 더 나은 환경에서 생활했다. 채광 좋은 곳에 설치된 사육장에는 깨끗한 모래가 깔렸고, 매일 청소하는 관리인까지 따로 있었다. 특히 수술 후 회복을 돕기 위해 프랜시스 박사가 신경 쓴 것은 영양이었다. 박사는 고양이들을 위해 휴먼 그레이드 Human Grade, 즉 인간이 먹어도 무방한 품질의 우유에 비타민이 풍부한 대구 간유, 사람이 먹던 잔반을 급여했다. 잔반은 주로 인근 요양원 등지에서 나온 고기 찌꺼기였는데 살코기뿐만 아니라 내장까지 포함되어 영양 면에서 아쉬운 점이 없었다.

헌데 이렇게나 공을 들인 프랜시스 박사의 보살핌에도 불구하고 수술 받은 고양이들 가운데 상당수가 시름시름 앓다가 죽어 나갔다. 본 실험에 들어가기도 전에 고양이들이 모두 죽게 생겼으니 난감할 노릇이었다. 게다가 가까스로 수술을 견디고 살아남은 몇몇 고양이들도 무기력, 시력 감퇴, 불임 증세를 보여 정상적인 실험 속행이 불가능했다. 시간이 지나자 더 놀라운 현상이 관찰됐다. 연구소에서 태어난 새끼 고양이들 가운데 상당수는 수술과 상관없이 선천적 기형이거나 심각한 발육 부진에 시달리고 있었다. 원인을 몰라 갑갑해하던 박사에게 '세렌디피티 serendipity'의 순간이 찾아왔다. 고양이 사료로 쓸 잔반을 공급해 주던 곳에서 우연히 익히지 않은 '생고기 찌꺼기'가 들어온 것이다. 따로 조리할 여력이 없던 박사는 고양이들에게 날고기를 그대로 먹였다. 그 순간 예기치 못한 반전이 일어났다. 놀랍게도 날고기를 먹은 고양이들의 건강이 눈에 띄게 호전되었다! 깜짝 놀란 박사는 애초에 계획했던 호르몬 분비 실험에서 방향을 급선회하여 본격적인 고양이 연구에 돌입했다. 그는 고양이를 두 그룹으로 나눠 한쪽에는 생고기, 다른 쪽에는 익힌 고기를 먹여 가며 두 집단의 건강 변화를 무려 10년에 걸쳐 관찰했다. 총 3세대에 이르는 900여 마리의 고양이를 투입시키고 각 개체별로 체계화된 자료를 취합해 보고서를 작성했다. 양적으로나 질적으로나 흠잡을 데 없는 연구였다. 그리고 마침내 1946년 프랜시스 박사는 이 실험 결과를 세상에 내놓는다. 생고기를 먹인 고양이들은 건강에 아무런 문제가 없었다. 그러나 익힌 고기를 먹인 고양이들은 시력 감퇴, 마비 증세, 운동 장애, 성 기능 감퇴, 불임과 난산 등 움직이는 종합 병동 상태였다. 가장 큰 문제는 눈에 띄게 저하된 번식력과 높아진 기형아 출산율이었다. 익힌 고기를 먹인 집단은 결국 3세대 이후 새끼를 낳지 못해 절손되었고 박사의 실험은 거기서 멈췄다. 결론은 자명했다. 생고기에는 고양이의 성장과 발육을 돕는 그 무언가가 있지만 그 물질은 열을 가하면 파괴된다!

생식주의자

프랜시스 박사의 실험은 오늘날까지 '생식주의자'들 사이에서 복음처럼 회자되고 있다. 생식주의란 문자 그대로 '음식을 익히지 않고 날것 그대로 섭취'하는 것이다. 이들 생식주의자들은 대부분 채식주의자이기도 한데, 익히지 않고 먹을 만한 음식이 대개 식물성 재료들이라 어쩔 수 없는 현상이다. 과일이나 채소에 불을 대면 맛이 떨어지지만(가령 삶은 오이를 상상해 보자. 결코 유쾌한 맛은 아닐 것이다) 육류는 불을 가하면 맛이 좋아질 뿐만 아니라 살균 효과까지 있다. 어려서부터 우리는 식중독 예방을 위해 고기는 충분히 익혀 먹으라는 소리를 귀에 못이 박이도록 들었을 것이다. 이런 연유로 생식을 시작한 사람들은 자의 반 타의 반 채식주의까지 겸하게 된다. 이렇다 보니 오늘날 채식주의 범주에는 아예 생채식Raw veganism이 독립된 분야로 자리 잡고 있다. 이들 생식주의자들과 생채식주의자들은 생식에 대비되는 개념으로 화식火食, 불에 익힌 음식을 지목한다. 그리고 프랜시스 박사의 고양이 실험을 통해 생식의 우월함이 증명되었다고 주장한다. '살아 있는' 식재료에는 눈으로는 볼 수 없는 무형의 에너지 즉 '생명력'이 존재하는데, 식재료가 불에 닿는 순간 이 생명력이 파괴된다는 것이다. 프랜시스 박사의 실험에서 화식을 한 고양이들은 눈이 멀고 불구가 되었지만 생식을 한 고양이들은 건강했다. 이를 근거 삼아 이들은 현대인이 시달리는 각종 불치병과 성인병의 원흉으로 화식을 지목한다. 생명력이 사라진 죽은 음식은 먹을수록 독이 된다는 것이다. 이들은 건강뿐만 아니라 다이어트에 있어서도 생식의 우월함을 강조한다. 생명력이 빠져나간 죽은 음식은 몸에 독이 되고, 독소가 쌓여 살이 되는 것이니, 생식을 통한 '디톡스'가 필요하다는 주장이다. 이들의 주장처럼 과연 화식은 우리 몸에 독이 되는 걸까? 생식이야말로 다이어트를 위한 디톡스일까?

답은 생식주의자들에게 직접 들어 보자. 독일의 영양학자 코리나 쾨브닉Corinna Koebnick은 513명의 생식주의자들에게 설문지를 돌리는 방식으로 그들의 건강 상태를 점검했다. '기센 생식 연구Giessen raw food study'라고 이름 붙인 이 연구 결과를 놓고 봤을 때 생식주의자들의 현주소는 '생명력'을 자랑하던 그네들의 주장과는 거리가 멀어 보인다. BMI를 측정 지표로 삼았기 때문에 체지방률과 근육량까지 파악하긴 어렵지만, 분명 정상적인 건강 상태는 아니었다. 생식주의자의 31퍼센트는 심각한 저체중으로 만성적인 영양 결핍 상태가 의심되었다. 더욱 무서운 것은 여성 응답자 가운데 50퍼센트는 생리가 끊겼다. 한마디로 불임이다. 생식으로 인한 성 기능 감퇴는 여성들에게 국한된 일이 아니다. 기센 연구 외에도 개인적인 경험담들에 귀 기울여 보면 더한 이야기들도 들을 수 있다. 크리스토퍼 웨스트라Christopher Westra*를 비롯한 남성 생식주의자들이 즐겨 하는 '간증'은 다음과 같은 내용이다.

"생식혹은 생채식을 시작했더니 섹스에 대해 생각하는 빈도가 줄어들고 몽정이나 자위행위도 하지 않게 되었다."

이에 대한 생식주의자들의 반응은 다소 뜬금없게도 '축하'다. 그들에 따르면 사정이나 월경은 인체의 노폐물 배출 신호인데, 성욕이 사라진 것은 배출할 노폐물이 없어진 증거란다. 그런데 이처럼 월경 중단으로 인한 불임과 성 기능 감퇴가 진정 축하받을 일일까? 곱씹어 보면 뭔가 이상한 점을 발견할 수 있다. 급격한 체중 감소, 무기력증, 불임, 성 기능 감퇴는 하나같이 '화식'만 하다 죽은 고양이들에게서 나타난 증상이다! 화식을

---

* 미국의 생식주의자. 저서로 『지구와 함께한 30일의 에너지 다이어트(The Harmony Earth 30-Day Energy Diet)』가 있다.

한 고양이들에게서 나타나던 '죽을 징조'가 생식하는 사람들에게 나타나고 있는데 이게 어떻게 축하받을 일일까?

고양이의 교훈

생식주의자들이 잘못짚은 것이다. 프랜시스의 고양이들이 죽어 간 이유는 생명력이나 화식 탓이 아니다. 진짜 원인은 단백질의 일종인 '타우린taurin'* 결핍에 있었다. 열을 가하면 변하는 단백질의 특성상 불에 익힌 고기에는 타우린이 부족했고, 결과적으로 화식을 한 고양이들이 허약해진 진짜 이유도 거기에 있었다. 이미 1960년대에 이 같은 사실을 알아차린 사료 회사들은 고양이 사료에 소량의 타우린을 첨가해 진작 문제를 해결했다. 그 결과 오늘날 '익힌' 사료를 먹고도 고양이들은 별 탈 없이 살아가는 중이다. 단지 앞서 말한 대로 조금씩 살이 찌고 있다는 것이 문제일 뿐. 그렇다면 혹시 생식주의자들이 말하던 '생명력'의 정체는 타우린이 아니었을까 의심해 볼 수는 있겠다. 그러나 고양이라면 몰라도 사람에게까지 해당되는 사항은 아니다. 일단 인간에게 타우린은 성장에 필요한 필수 아미노산도 아닐 뿐더러 체내 합성까지 가능하다. 음식을 삶아 먹든 구워 먹든 타우린 결핍과는 아무 상관이 없다. 피로 회복용 음

---

* 아미노산의 일종으로 식물에는 거의 없지만 동물의 내장에는 많이 포함된 물질.

료에 타우린을 첨가해 '활력의 원천'이라며 광고하는 업체들도 있지만 크게 신뢰가 가지 않는다. 중량당 타우린 함량은 피로 회복 음료보다 마른 오징어에 더 많다! 그러나 누구도 마른 오징어를 활력의 원천으로 여기진 않는다.

결국 프랜시스 박사의 고양이 실험에서 우리가 얻을 수 있는 진짜 교훈은 미지의 생명력 따위가 아니다. 진정한 교훈은 '생명은 저마다 본성에 충실할 때 건강하다'는 사실이다. 사냥에 적합하도록 진화한 고양이는 날고기를 먹어야 산다. 거기에 맞춰 몸이 적응했기 때문에 생식이 고양이의 본성이다. 헌데 이를 제멋대로 오해하고 근거 없는 믿음을 신봉한다면 사태가 심각해진다. 화식이 고양이의 '본성에 맞지 않기 때문에' 그와 같은 실험 결과가 나온 것이다. 이를 호도하며 무조건 '화식은 독이다, 생식에 생명력이 담겨 있다'고 주장하던 사람들의 건강 상태를 기센 연구는 잘 보여 주고 있다. 생식주의자들은 스스로를 실험 쥐 삼아 우리에게 값진 교훈을 전해 준 셈이다. 파괴되지 않은 생명력 같은 건 없었다. 또한 생식은 인간의 본성도 아니었다. 이들의 희생 덕택에 비로소 우리의 목표가 분명해졌다. 사바나의 사자나 날고기를 먹는 고양이처럼 인간에게도 야생 동물에 가까운 '본성'이 있었을 것이다. 그것을 정확히 파악하고 따른다면 다이어트는 '본능적으로' 해결될 문제다. 야생 동물 가운데 살이 쪄서 고민인 동물은 없다는 사실을 다시 한 번 명심하라.

불을 찾아서

화식은 동물과 인간의 차이를 확립한다. 화식은 자연에서 문화로의 이행을 나타낼 뿐만 아니라, 인간 상태의 모든 속성은 화식을 통해서, 그리고 화식을 수단으로 해서 규정할 수 있다.
— 클로드 레비 스트로스, 『신화학 1권-날것과 익힌 것』[3) 중에서

다른 종들과 확연히 구분되는 우리 인간, 호모 사피엔스 Homo sapiens의 정체성은 과연 무엇일까? 질문에 답하기 위해 오랜 세월 동안 다양한 말들이 오갔다. '털 없는 원숭이'부터 '생각하는 갈대'까지 그럴싸한 표현도 많았지만 인류학자들의 관심은 비유나 상징보다 더 명확한 그 무언가를 향한다. 그것은 '불'이었다. 불은 그저 단순한 도구가 아닌 현재의 인류를 있게 한 원동력 그 자체였을지도 모른다. 인간만큼 불을 자유자재로 다루는 존재가 지구상에 없고, 인간치고 불을 멀리하는 이들 또한 없다. 불을 이용해 요리하는 것은 지구상에서 인류가 독점한 특권이다. 이 특권의 진정한 가치는 불이 소화를 돕는다는 데 있다.

고작 소화가 잘되는 게 '특권'씩이나 되다니 선뜻 수긍하기 어려울 수 있다. 그러나 인류가 아닌 다른 영장류들과 비교해 보면 화식은 명백한 특권이다. 침팬지는 하루에 여섯 시간을 고작 '음식 씹는 데' 낭비한다. 과일을 따거나 풀뿌리를 캐는 시간을 제외하고 순수한 식사 시간만 그 정도다. 익히지 않은 생식은 거칠고 질기기 때문에 씹어 삼키는 것 자체

가 만만찮은 고역이다. 같은 쌀을 먹어도 거칠고 딱딱한 생쌀을 씹는 것과 따끈한 밥을 떠서 넘기는 것은 하늘과 땅 차이다. 불의 도움으로 인간은 식사에 소모했을 막대한 시간과 에너지를 절약하게 되었다. 화식이 인간을 자유롭게 한 것이다. 생식을 했다면 하루 종일 뭔가를 씹고 앉아 있었을 시간에 우리는 더 활발히 움직이고 많이 생각할 수 있는 기회를 얻었다. 화식의 장점은 여기에 그치지 않는다. 화식은 식사를 쉽게 할 뿐만 아니라 음식의 소화 흡수율까지 높인다. 먹는 데만 하루에 꼬박 여섯 시간을 쓰는 침팬지의 실제 섭취 열량이 인간보다 낮다는 사실에 주목하자. 그렇게나 열심히, 많이 먹어도 실제로 흡수되는 양은 인간보다 오히려 적다. 일단 생식을 하게 되면 한꺼번에 많은 양을 먹을 수 없다. 게다가 배 속으로 들어간 음식의 흡수율도 떨어진다. 똑같은 음식을 먹어도 날로 먹으면 익혀 먹을 때보다 탈이 나거나 체하는 경우도 많다. 밀가루를 생으로 먹어 보면 생식과 화식의 차이가 몸으로 와 닿을 것이다. 또 하나, 같은 양의 음식을 먹어도 생식은 소화에 더 많은 에너지를 요구한다. 바꿔 말하면 같은 양을 먹어도 에너지로 쓸 수 있는 양이 줄어드는 셈이다. 거친 음식을 소화시키기 위해 턱이나 치아뿐만 아니라 내장까지 불필요한 에너지를 소모하기 때문이다.

이를 정리하면 화식이 인류의 진화에 미친 영향력이 속속 드러난다. 먼저 불을 이용해 음식을 익혀 먹게 되면서 내장의 크기가 줄어들었다. 같은 음식이라도 더 쉽게 소화할 수 있으니 굳이 크고 긴 대장을 발달시킬 필요가 없어진 까닭이다. 침팬지, 오랑우탄, 고릴라와 같은 다른 영장류의 체형과 비교해 봤을 때 인간이 배가 들어가고 다리가 긴 것은 이 때문이다. 한마디로 몸이 '경제적'으로 진화했다. 이것은 겉으로 드러나는 체형 변화뿐만 아니라 보이지 않는 '지능'에까지 영향을 미쳤다.

우리 뇌는 탐욕스러운 기관이다. 몸에서 차지하는 비중은 3퍼센트가 채 안 되지만 전체 산소 소모량의 25퍼센트를 가져간다. 같은 무게의 근육과 비교했을 때 에너지 소모량은 22배에 육박하는 어이없는 기관이다. 만약 침팬지 같은 유인원들이 인간과 같이 무시무시한 '뇌'를 달고 있었다면 어떻게 될까. 하루에 여섯 시간을 먹어 간신히 유지시키는 몸으로는 뇌처럼 수지가 맞지 않는 기관을 감당할 길이 없다. 그러나 인류는 달랐다. 불을 찾아 음식을 익혀 먹기 시작하면서 우리는 변했다. 익은 음식은 덜 씹고 빨리 삼켜도 쉽게 소화되고 많이 흡수된다. 식사에 필요한 시간과 에너지가 줄어들자 소화에 필요한 에너지와 내장 크기도 줄어들었다. 결과적으로 이렇게 남은 시간과 에너지를 '두뇌 활동'에 재투자할 수 있는 여유가 생겼다. 화식 덕택에 인간은 지금처럼 크고 탐욕스럽지만 명민한 '두뇌'를 발전시킬 수 있었다는 뜻이다. 화식이야말로 인간을 인간답게 만든 진화의 원동력이었다.

불을 이용한 요리가 현생 인류의 출현에 결정적인 열쇠를 제공했다는 '화식 이론'은 학계에서도 최근 몇 년 사이 부상한 첨단 이론이다. 이전까지 인류학계의 정설은 '육식이 진화의 원동력'이라는 '사냥꾼 가설'이었다. 그러나 이 주장은 몇 가지 허점을 안고 있다. 인간의 조상인 '원인原스들'의 신체 조건이 사냥에 불리했다는 점, 정작 고기를 가장 많이 먹는 육식 동물의 지능은 그리 높지 않다는 사실, 인간을 제외한 다른 영장류들도 틈틈이 육식을 한다는 반론에 제대로 답하지 못했다. 그러나 이 '화식 이론'은 사냥꾼 가설이 설명하지 못했던 부분까지 보완하며 인류의 진화에 대한 수수께끼를 푸는 중요한 열쇠가 되어 준다. 인류의 조상들은 단지 고기를 먹어서가 아니라 '익혀서' 먹었기 때문에 일찌감치 원숭이들과 다른 길을 걸을 수 있었다.

채식주의

침팬지나 고릴라와 구분되는 '인간의 본성'을 이해하고 '야생 인류'의 삶에 가까운 생활 습관을 복원한다면 지금껏 현대인을 괴롭혀 온 건강 문제들은 상당 부분 해결될 것이다. 고혈압, 2형 당뇨, 심혈관 질환과 같은 각종 '생활 습관병'은 물론이요 지긋지긋한 다이어트도 끝날 것이다. 인류의 진화evolution에 가장 부합하는 '이보 다이어트EVO Diet, 진화 다이어트'가 존재한다면 다이어트에 성공하는 것 역시 꿈속의 일만은 아니다.

이를 돕기 위해 우리는 앞서 인간의 본성에 대한 관찰을 실시했다. 그 결과 다른 야생 동물들과 구분되는 인류의 정체성은 '고기를 좋아하도록 진화한 원숭이'와 '불을 사용하는 원숭이'라는 점을 알게 됐다. 따라서 이보 다이어트는 '불과 고기'에서 시작된다. 거세게 반발하는 사람들의 목소리가 여기까지 들리는 듯하다. 이번엔 '생식주의자'들보다 수적으로도 우세하며 더 널리 퍼진 '채식주의자'들이다.

모든 다이어트는 이데올로기다. '다이어트'란 좁은 의미에선 살 빼기 수단에 불과하지만 넓은 의미에선 먹고 마시는 생활 습관 전체를 포괄한다. 그래서 다이어트는 한 사람의 이념이나 주장을 담는 정치적 행위도 될 수 있다. 종교적 금기로 돼지고기를 먹지 않는 무슬림이나 술을 멀리하는 기독교인들이 그 좋은 사례다. 이때 다이어트는 브리야 사바랭*의 말처럼 "네가 먹는 것이 바로 너 자신"이 된다.[4] 채식은 다이어트의 이러한 '이데올로기적인 면모'를 가장 확실히 드러내는 다이어트다. 대부분의 채식주의자들은 확고한 신념으로 무장하고 있으며, 이를 드러내는 데 망설임이 없다. '생식이 화식보다 우월하다'는 생식주의자들의 믿음처럼 채식주의자들에게도 저마다의 믿음이 있다. 동물권 존중과 환경 보호, 건강, 다이어트 등 개인별 지향점은 각기 다르지만 '채식'이라는 통일된 방식으로 표현된다. 이들은 남들보다 더 큰 인내와 희생을 감수하기로 결심한 사람들이다. 잡식 동물이라는 인간의 본능을 스스로 거스르면서 믿음을 실천하는 용기 있는 사람들이다. 다른 생명과의 교감 혹은 나눔은 전 지구적 차원에서 봤을 때 아름다운 일이다. 그러나 이들이 학문적 오류로 점철된 잘못된 근거나 '유사 과학'까지 동원해 채식 우월주의를

---

* 장 앙텔므 브리야 사바랭(Jean Anthelme Brillat-Savarin). 근대 프랑스의 요리 평론가. 이 말은 그의 저서 『브리야 사바랭의 미식 예찬(La Phsiologie du Goût)』에 등장하는 경구다.

설파한다면 이야기가 다르다. 비건vegan*이나 극단적인 과식주의fruitarianism**로도 잡식과 똑같은 영양을 얻을 수 있다거나, '인간은 원래 초식 동물이라 채식에 적합하다'는 식의 주장은 결코 그냥 넘어갈 수 없는 문제다.

단순히 살을 빼기 위한 목적으로 채식을 하는 것은 절대적으로 잘못된 선택이다. 특히 채식의 당위성을 설파하기 위해 만들어진 '인간은 초식 동물이다', '채식이 인간 본연의 모습이다', '따라서 채식을 하면 살이 빠진다'는 식의 주장을 믿고 있다면 더욱 위험하다. 인간은 고기와 불을 사랑한 잡식 원숭이지 초식 동물이 아니다. 초식 동물설은 명백한 과학적 오류다.

아버지들의 아버지들

채식의 당위성을 주장하는 이들은 '태초의 인류는 초식 동물이었다'고 말한다. 그러나 그 '태초In the beginning'가 정확히 언제를 말하는지 물으면 답하지 못한다. 현생 인류호모 사피엔스가 지구상에 처음 출현한 약 25만 년 전인가, 지구가 처음 만들어진 45억 년 전을 말하는 건가? 구체적인 대답 대신 애매한 메아리만 되돌아온다. '채식하세요, 채식 좋아요.' 그러

---

* 동물의 목숨을 빼앗지 않더라도 동물성 식품은 아무것도 섭취하지 않는 완전 채식.

** 동물은 물론이거니와 식물을 착취하는 것 역시 비윤리적이라는 이유로 나무에서 떨어진 열매만을 먹는, 채식의 가장 극단적인 형태.

나 고고학이나 고인류학, 영장류학을 논거로 삼아 '초식 인간론'을 설파하는 이들은 오히려 해당 분야에 무지한 경우가 대부분이다. 인류의 발생과 진화에 대해 정확하게 알고 있다면 '인간은 초식 동물'이라고 주장할 수 없기 때문이다. 이들의 주장은 목가적으로 풀을 뜯는 고릴라나 침팬지의 귀여운 외모 같은 피상적 이미지에 기반하고 있을 뿐이다. 원숭이들이 채식을 하니까 원숭이와 가까운 인간도 채식을 하는 게 좋다는 조악한 유비 추리일 뿐이다. 그러나 일단 인간은 원숭이들과 유전적으로 가깝지 않다. 영장류Primates 가운데 사람이 속한 인과사科, Homo는 침팬지나 오랑우탄에서 이미 400만 년 전에 갈라져 나왔다. '침팬지의 유전자가 인간과 90퍼센트 이상 일치하더라', '학습된 고릴라는 수화手話도 구사하더라'라는 식으로 '동물의 왕국' 수준의 교양 정보를 짜깁기하는 데서 기인한 착시일 뿐이다. 분자 생물학적 분석이 가능해진 1990년대 이후 세포 내 미토콘드리아 DNA 변이를 이용해 세대수를 역추적하는 방식으로 인과는 다른 영장류에서 이미 400만 년 전에 독립해 별도의 진화 과정을 겪은 것으로 확인됐다. 우리는 원숭이들과 외형은 유사할지 몰라도 생물학적으로 전혀 다른 종이다. 겉으로 드러난 유사성에 착안한 유비 추리와 '카더라 통신'만으로는 오류에서 벗어날 수 없다. 진실을 확인하기 위해 우리는 직접 인류의 여명기 속으로 거슬러 올라가 볼 필요가 있다.

400만 년 전 원숭이들과 작별한 인류의 조상은 두드러지는 변화를 보인다. 원시인의 대명사로 불리는 오스트랄로피테쿠스Australopithecus의 등장이다. 지금으로부터 약 350만 년 전 꼬리가 사라지고 골반이 발달하면서 부분적인 직립 보행이 시작됐다. 하지만 '남쪽의 원숭이'라는 의미의 라틴어 학명처럼 아직 현생 인류보다는 원숭이에 가까운 특징들을 간직하고 있었다. 화석의 흉곽 골격으로 미뤄 봤을 때 다리가 짧고 몸통이 굵어 완벽한 직립 보행은 불가능했던 것이다. 땅에서는 고릴라를 연상시키는 '두 팔 끌기 보행knuckle walking'을 하고, 상당 시간 나무 위에서 보낸 것으로 추정된다. 식단도 육식보다 채식 중심이었다. 오스트랄로피테쿠스의 아종인 로보스투스A. robustus나 보이세이A. boisei의 경우 턱이 매우 인상적으로 발달했는데, 이는 섬유질 함량이 많고 익히지 않은 풀을 씹기 위해 적응한 결과다. 하지만 이는 '초고대 원시 인류'가 채식주의자였다는 뜻은 아니다. 대표적인 오스트랄로피테쿠스 두개골인 '타웅 아기Taung Baby'를 보면 만 5세 미만의 어린 개체지만 이미 고기를 찢고 자르는 데 쓰이는 송곳니가 돋아 있음이 확인된다. 고고학자들이 해부학적 구조에 따라 추정한 육식의 역사는 일단 350만 년 전부터 시작되는 것이다.

인류학계에선 이미 250만 년 전부터 원시 인류의 삶 속에 육식이 단단히 자리 잡았을 것으로 보고 있다. 오스트랄로피테쿠스의 후손 격인 호모 하빌리스Homo habilis의 등장 탓이다. '재주 많은 인간'을 뜻하는 하빌리스는 최초로 돌을 도구로 활용한 인간이다. 아프리카 탄자니아의 올두바이 층에서 하빌리스 화석과 함께 발견된 '찍개'들은 절단면의 상태와 크기로 미뤄 보아 도구로 쓰기 위해 가공된 인공물로 확인됐다. 오스트랄로피테쿠스에 비해 한층 줄어든 내장의 길이와 발달한 도구를 사용한 흔적은 '성공적인 육식'을 나타내는 간접 증거다. 이것이 앞서 말한 '사냥꾼 가설'인데 과연 하빌리스들의 찍개가 사냥 도구로서 효용이 얼마나 큰가에 대해선 여전히 의문을 가지는 사람들이 있다. 사실 무기라고 하기엔 너무 작고 조악하다. 특히 사냥꾼 가설은 여성주의 진영의 맹렬한 반발에 부딪쳐 왔다.

전통적으로 고기를 얻는 과정은 남성이 자신의 힘을 확인하는 과정이었다. 사냥에 필요한 물리력부터 목축에 필요한 노동력까지 남성의 에너지가 집약된 산물이 고기다. 남성이 문화적으로 사냥꾼이라는 능동적 지위를 차지하고 있을 때 여성은 수동적인 사냥감으로 인식된다. 따라서 육식은 남성을 위한 이데올로기며, 고기를 먹게 되면 자기도 모르는 사이 여성 억압과 착취를 내재화한다.[5]

이것이 일부 여성주의자들의 생각이었다. 그들은 인류의 조상이 고기를 먹어 왔다는 사실에 히스테릭한 반응을 보여 왔다. 그리하여 제시된 절충안이 '하이에나 모델'이다. 아직 힘과 지혜가 부족했던 하빌리스는 동물성 단백질을 좋아해도 마음 놓고 사냥할 수준이 못 되었다. 따라서 이들은 다른 포식자가 먹다 남긴 사냥감을 찾아다녔고, 뼈를 깨고 골수까지 파먹기 위해 찍개를 활용했다는 설명이다. 바로 여기서 '화식'이 대두된다. 날고기는 생으로 씹기에는 몹시 어려운 식재료다. 따라서 사자와 같은 야생 동물은 가장 부드러운 내장부터 먹고 살코기는 상당 부분 남긴다. 자력으로 사냥할 능력이 없었던 아버지들의 아버지들은 이런 살코기들을 주워 먹었을 텐데, 현생 인류보다 작은 턱과 치아로 날고기를 제대로 씹을 수나 있었을까? 그래서 불이 중요했던 것이다. 불에 닿은 고기는 씹기에 좋고 위생적으로도 안전하다. 그리고 앞서 살펴본 대로 소화가 잘되는 익은 음식은 '인간화'에 기여했다.

 180만 년 전에 이르면 드디어 현생 인류에 몹시 가까운 원시 인류 호모 에렉투스Homo erectus가 등장한다. 이름 그대로 '곧게 선 사람'이라는 뜻이다. 골반과 다리뼈가 특히 발달했으며, 두개골과 경추의 접합 각도로 보아 현생 인류처럼 완벽한 직립 보행이 가능했다. 이 곧게 뻗은 다리와 '불'이 만나 에렉투스는 장거리 이주가 가능해졌다. 에렉투스는 앞서 두 종류의 조상과 달리 아프리카를 벗어나 유럽, 아시아까지 뻗어 나갈 수 있었다. 불의 활용과 직립 보행이 모두 있었기에 가능했던 일이다. 두발로 걷고 뛰는 것은 지구력과 이동 속도 면에서 이익이다. 우리보다 몸집이 훨씬 큰 고릴라도 오래달리기를 시작하면 인간보다 느리다. 완벽한 직립 보행을 하지 못한 결과다. 이처럼 직립 보행은 대혁신이었다. 거기에 불의 능수능란한 활용은 호랑이에게 날개를 달아 준 격이었다. 호모 하빌리스의 불 사용 여부는 여전히 의견이 분분한 난제지만 에렉투스의 불 사용은 의심할 여지가 없다. 에렉투스의 거주지에서 확인되는 수많은 불자리 유적이 이를 직접적으로 지지해 준다. 유적의 연대 측정법에 따라서 편년에 오차는 있지만 유럽에선 최대 60만 년 전, 아프리카에선 거의 80만 년 전으로 소급할 수 있는 불자리 유적이 존재한다. 탄화된 나무와 뼈(불에 닿은 뼈의 화석은 검게 변색되어 쉽게 구별이 가능하다), 화덕으로 보이는 '도기화된 흙'이 에렉투스의 이동 흔적과 보조를 맞추고 있다. 또한 세계 각지에서 에렉투스가 발견된다는 것 자체가 에렉투스가 불을 자유자재로 활용했다는 사실에 대한 간접 증거다. 아프리카가 고향인 에렉투스가 아시아에 도착하기 위해선 빙하로 뒤덮여 있던 유럽을 통과해야만 했는데, 이는 불 없이는 불가능한 일이었다. 이 시기부터 '불과 사냥'이 인류의 트레이드마크가 되었다. 하빌리스의 찍개 올드완에서 진일보한 에렉투스의 주먹 도끼 애슐리안는 날을 세운 데다 접합 도구 연결 흔적도 있어 사냥 도구로 활용됐음이 분명하다. 두 발로 서서 수만 킬로미터를 불과 함께 여행하는 사냥꾼의 모습은 이미 100만 년 전에 나타났다.

그리고 20만 년 전 아프리카의 남부 대지에 가장 문제적인 종이 나타났다. 그들은 호모 에렉투스보다 훨씬 키가 크고 완벽하게 체계화된 언어를 구사했다. 바로 명석한 두뇌와 뛰어난 적응력을 가진 존재 호모 사피엔스였다. 드디어 진짜 인간이 나타났다. 20만 년 전 처음 지구상에 출몰한 이래 호모 사피엔스는 해부학적으로 거의 변하지 않았다. 구석기든 신석기든, 구시대 호모 사피엔스 화석은 현생 인류와 해부학적 차이가 '제로'다. 20만 년 전이라면 '고인돌 가족'처럼 언어도 제대로 구사하지 못하는 '미개인'을 연상할 것이다. 그러나 뇌 용적이나 사용한 도구로 미루어 봤을 때 이들의 지적 능력은 현대인과 동일한 수준이다. 타임머신을 이용해 20만 년 전의 호모 사피엔스 아이를 데려와 키우면 이내 스마트폰을 장난감처럼 가지고 놀 것이다. 이들은 불과 석기를 무기 삼아 유럽, 오세아니아, 아시아, 아메리카에 이르기까지 거의 모든 대륙으로 뻗어 나갔으며 수렵과 채집을 통해 번창했다.

여기까지가 형질 인류학 교과서들이 '인류의 발생과 진화' 단원에서 하는 이야기의 전형적인 요약정리다. 400만 년간 이어진 진화의 마라톤 중 인류는 350만 년 이상 육식을 해 왔고, 120만 년^{학자에 따라서 200만 년} 이상 불로 음식을 익혀 먹었다. 이는 단순히 음식의 맛과 영양을 증진하는 데 그치지 않고 오늘날의 우리를 있게 한 진화의 원동력이 되었다. 받아들인 지 고작 50년^{액상 과당}, 80년^{MSG}, 7000년^{우유}, 1만 년^{곡식} 정도 된 현대의 먹을거리에 비하면, 화식과 육식은 훨씬 근원적이고 본질적인 인류의 식단이었다. 태초의 인류는 채식주의자가 아니었다. 우리는 350만 년 이상 성공적으로 육식에 적응한 잡식 동물이다.

잡식 동물

이제 '잡식 동물 인간'이라는 분명한 사실을 바탕으로 채식 우월주의를 살펴보자. 더 이상 '원숭이들도 채식하니 인간도 채식을 해야 한다'는 주장에 혼란스러워할 이유가 없다. 앞서 봤듯이 원숭이들은 400만 년 전 우리와 이별한 먼 조상의 친척일 뿐, 현생 인류와는 직접적 관련이 없다. 단지 몇 가지 외형적 닮은 점을 내세워 '원숭이를 따라 하는 것이 곧 자연주의'라고 믿는 건 잘못이다. 하버드 대학교 인류학과 교수이며 침팬지 생태 전문가인 리처드 랭엄^{Richard Wrangham} 교수는 자신의 연구를 위해 몇 가지 '무한도전'을 감행한 바 있는데, 이는 몇몇 채식 우월주의자들의 원숭이 흉내에 대한 좋은 교훈이 될 것이다. 그는 '미무솝스 박샤웨이Mimusops bagshawei'나 '수도스폰디아스 미크로카르파Pseudospondias microcarpa'와 같이 발음부터 어려운 '침팬지용' 야생 과일들을 직접 맛보고 기록했다. 침팬지들은 좋아하는 과일들이지만 인간의 입에는 필요 이상으로 떫고 톡 쏘는 맛을 내 씹기조차 어려웠다고 한다. 그는 '침팬지와 사람 간에 좋아하는 음식이 이렇게 다르다는 것은 독소나 타닌의 함량이 높은 음식에 대응하는 인간의 생리학적 저항력이 감소했다는 것을 의미한다'고 결론지었다. 함부로 원숭이 흉내를 내려 들다간 다친다는 점잖은 경고다.

심지어 원숭이들은 채식주의자도 아니다. 제인 구달Valerie Jane Morris Goodall 박사의 헌신적인 연구 이전까지 사람들은 원숭이들에 대해 그저 나뭇잎이나 과일만 먹고 사는 평화로운 비건이라고 여겨 왔다. 그러나 나무 낚시를 이용해 흰개미를 잡아먹는 침팬지들의 모습이 보고되면서 이들은 채식주의자가 아닌 잡식 동물임이 확인됐다. 심지어 침팬지는 벌레나 곤충 같은 작은 단백질 공급원이 아닌 '육고기'에 대한 선호도가 상당히 높다. 자기보다 작은 다른 원숭이 새끼를 빈번히 사냥해 먹고, 고기를 위해 힘없는 암컷의 새끼를 빼앗는 '동족 살해'와 '영아 살해'까지 자행하는 일이 빈번하다. 평화롭고 귀여운 이미지만 떠올리며 처음 밀림에 들어갔던 제인 구달 박사를 충격에 빠뜨린 것도 이들의 잔인하고 일상적인 사냥이었다. 리처드 랭엄 교수가 관찰한 죠니Johnny라는 침팬지는 즐겨 잡는 사냥감붉은 콜로부스 원숭이과 선호하는 부위내장가 따로 있을 정도로 전문적인 사냥꾼이었다. 케냐에선 개코원숭이baboon 떼가 가축으로 키우던 염소 떼를 습격해 잡아먹어 농부들을 골치 아프게 한다. 원숭이들이 채식을 하기 때문에 인간에게도 채식이 어울린다는 주장은 무지에서 비롯한 근거 없는 낭설에 불과하다.

결국 '완전 채식'은 인간의 본성을 거스르는 행위다. 300만 년 넘게 이어져 온 육식의 결과 인간은 여덟 종의 필수 아미노산과 비타민 B_{12}를 체내에서 합성하는 능력을 잃었다. 이들은 모두 결핍되었을 때 건강과 성장에 치명적인 영향을 미치는 필수 영양소들이다. 고양이들이 날고기에서 타우린을 섭취해야 하는 것처럼 인간도 외부로부터 이들을 섭취해야 한다. 하지만 이들은 살코기나 내장, 우유, 계란 같은 동물성 식품에 편재해 있다.

여기에 대해선 『채식의 배신 The Vegetarian Myth』의 저자 리어 키스 Lierre Keith의 답을 옮겨 본다. 열여섯 살에 '지구를 살리기 위해서' 완전 비건식을 시작했던 그녀는 20년간 이어 온 채식을 포기하고 다시 '잡식'으로 돌아갔다. 완전 채식주의자들은 자신들이 겪는 영양 결핍과 건강 이상을 '자기 최면'에 가까운 상태로 무시하며 살아가고 있다면서 말이다. 특히 완전 채식은 산모들에게 몹시 위험하다. 완전 채식을 고집하던 여자들의 유산율과 불임률은 정규 집단의 두 배가 넘어갔다.[6]

익힌 고기를 먹어 쇠약해진 프랜시스의 고양이들처럼 생식과 채식은 사람을 약하게 만든다. 인간의 본성을 거스르기 때문이다. 고양이는 고양이의 본능에 충실하도록, 침팬지는 침팬지의 야성에 충실하도록, 인간은 인간의 본성에 충실하게 먹는 게 진짜 다이어트다. 마구 다른 동물의 흉내를 내는 다이어트들은 잘못된 믿음이다.

본능적으로

이제 생식과 화식의 차이, 채식의 한계, 잡식 동물 인간의 본능 관계를 정리해 보자. 프랜시스의 실험에서 우리가 얻을 수 있는 가장 큰 교훈은 '본능에 충실하도록'이었다. 그러나 무턱대고 동물 흉내를 낸다고 인간의 본성이 복원되는 것은 아니다. 육식 동물, 초식 동물, 영장류, 인간은 저마다 다른 진화와 적응의 길을 걸어 왔기 때문에 서로 다른 자기만의 길이 있다. 생식과 채식은 그 가운데서 길을 잃은 것이다.

그러나 많은 사람들이 생식과 채식에 대한 미련을 못 버린다. 왜일까? 생식과 채식을 하면 일단 눈에 띄는 체중 감소가 나타나기 때문이다. 그러나 이것이 체지방 감소가 아닌 체중 감소라는 사실에 주의하자. 앞에서 체중 변화와 몸매의 변화는 엄격히 구분해야 할 사실임을 수십 차례 강조했다. 생식과 채식을 통한 체중 감소는 몸매와는 별다른 관련이 없다. 게다가 건강마저 위협하기 때문에 절대 피해야 할 일이다. 근육 위축, 운동 능력 저하, 성 기능 감소, 불임을 동반하는 '쇠약'의 증거다. 인간은 300만 년 넘게 잡식에 적응해 온 존재라 완전 채식으로 건강을 유지할 수 없기에 나타나는 부작용이다. 그렇다면 생식은 왜 살이 빠지게 만드는가? 그 해답은 불의 힘에 있었다. 같은 재료라도 뜨겁게 익히면 소화 흡수율이 높아진다. 다소 오해의 소지가 있는 표현이지만 '익히면 칼로리가 올라간다'고 볼 수 있다.

기존의 애트워터식 칼로리 계산법에선 재료를 익히면 불에 의해 영양분이 파괴된 만큼 칼로리가 줄어든다고 생각했다. 그러나 현실은 이론과 정반대다. 익히지 않은 음식이 '양'은 많을지라도 '소화'하는 데 필요 이상의 에너지(하루에 여섯 시간씩 나무줄기를 씹고 앉아 있는 침팬지를 떠올려 보자. 본전도 뽑지 못하는 셈이다)를 투입하게 만들고, 소화와 흡수에 추가적인 에너지를 필요로 하기 때문에 실제 흡수 칼로리는 익힌 음식만 못하다. 예를 들어 100만큼의 에너지를 가진 재료가 있다고 치자. 이걸 다듬고 굽는 과정에서 재료의 양이 줄어드니 요리하면 90 정도의 에너지만 남는다. 이것이 생식과 화식에 대한 애트워터식 계산법이다. 그러나 이제 우리는 음식에 들어 있는 칼로리보다 실제 소화 흡수율이 관건임을 알고 있다. 그리고 실제로는 조리된 화식보다 더 많은 칼로리를 포함하고 있는 생식을 먹으면 오히려 사람이 야위고 허약해져 간다는 사실도 알았다. 즉 아무리 많이 먹어 봐야 생식으로 섭취하면 쓸모없는 손실이 늘어나 손해라는 것이다. 딱딱하고 질겨서 씹고 삼키는 데 낭비되는 에너지, 배 속에서 소화하기 힘들어 연동 운동으로 또 한 번 낭비되는 에너지, 소화가 덜 되어 흡수하지 못하고 배변되는 양. 결국 많이 먹어도 실제 에너지로 쓸 수 있는 영양분의 양은 화식에 비해 줄어든다. 100을 먹고 50을 흡수하는 것과 90을 먹어 70을 흡수하는 것이 생식과 화식의 차이다. 생채식은 이를 악용해 건강은 둘째치고 무조건 체중만 줄이도록 디자인된 매우 무책임한 다이어트인 셈이다.

프랜시스의 고양이부터 인류의 진화까지 우리는 많은 것을 배웠다. 이 지식들이 앞으로 우리가 찾고자 하는 '이보 다이어트'의 이정표를 제시해 줄 것이다. 생명은 있는 그대로가 가장 아름답다. 우리는 고양이나 침팬지를 흉내 내지 않고 인간 본연의 모습을 찾아 떠날 것이다. 여정은 다음 장에서 계속된다.

쉬어 가는 이야기 06

고양이를 부탁해

사료를 먹어 살찐 고양이들 이야기를 하마터면 잊을 뻔했다. 혹시 키우고 있는 고양이가 뚱뚱해져서 걱정인 묘주들은 저칼로리 사료나 운동법에 의존하지 말고 '생식'을 급여하기 바란다. 야생 동물들은 누가 가르쳐 주지 않아도 자기에게 필요한 만큼만 배를 채울 줄 안다. 고양이들 역시 본능적으로 살찌지 않을 적정량을 알고 있다. 그러나 그 본능이 '날고기'를 기준으로 형성되어 있다는 게 고양이 비만의 가장 근본적인 원인이다. 고양이들은 본능에 맞춰 날고기와 비슷한 양의 사료를 먹었을 뿐이다. 그러나 겉보기로 양은 비슷할지 몰라도 생식보다 소화 흡수율이 훨씬 좋은 화식의 특성상 고칼로리를 섭취한 결과가 나타난다. 결국 같은 양을 먹어도 계속 살이 찐다. 원래 날고기를 먹도록 진화한 고양이들에게 익힌 고기를 먹였으니 이는 당연한 결과다. 사료 때문에 살찐 고양이들에게 생식을 급여하면 감쪽같이 살이 빠지기 시작한다. 심지어 모질이며 잇몸 질환을 비롯한 전반적인 건강 상태가 눈에 띄게 개선될 것이다. 놀랄 필요 없다. 그것이 고양이의 본성이기에 극히 자연스러운 일이다.

쉬어 가는 이야기 07
위험한 다이어트 생채식 *Raw Vegan*

자연주의는 몹시 솔깃하게 들리는 마케팅이다. 현대인은 문명의 혜택을 즐기면서도 자연에서 멀어지고 있다는 강박을 안고 있다. 강박은 곧 건강에 대한 불안으로 변주된다. 이를 자극해 극단적인 선택을 강요하는 사람들이 바로 생채식주의자들이다.

생채식은 문자 그대로 생식과 채식의 조합이다. 그러나 앞서 설명했듯이 생식과 채식은 모두 인류의 진화와 본성에 역행하는 부자연스러운 짓이다. 국내에 한창 유행인 현미 생채식도 예외는 아니다. 일단 현미부터가 완전식품이 아니다. 비타민 B_1, B_2, B_6, 엽산이 풍부하다는 식으로 이야기되지만 어디까지나 '백미'와 비교했을 때 기준이지 절대적인 값이 아니다. 결정적으로 현미에는 비타민 A, B_{12}, C가 전혀 없다. 철과 칼슘 함량도 낮고 필수 아미노산도 부족하다. 게다가 이걸 익혀 먹지 않고 '생식'한다면 단순 영양 결핍 그 이상의 부작용을 초래한다.

식물의 눈으로 보자면 동물은 소중한 '씨앗'을 앗아 가는 적군이다. 인간도 그런 적군 가운데 하나다. 자손 번영을 위해 고생하며 키운 '쌀'을 먹어 치우는 인간은 '벼'의 시선에서 봤을 때 결코 달갑지 않은 존재다. 그래서 진화 과정에서 식물은 동물이 자신을 먹지 못하도록 군비 경쟁을 해 왔다. 도망치거나 맞서 싸울 수 없는 식물의 선택은 '갑옷'이었다. 밀기울이나 쌀겨와 같은 곡식 알갱이를 둘러싼 껍질은 인간의 건강을 염려해 자연이 준 선물이 아니다. 오히려 인간의 소화 기관을 공격하기 위해 개발한 무기다!

그러나 초식 동물들 역시 진화 과정에서 이에 맞서는 대비책을 세웠다. 소를 예로 들면, 철벽같은 네 개의 위장과 되새김질을 이용해 식물이 만들어 낸 갑옷을 잘근잘근 씹어 부순다. 게다가 배 속에 공생하는 다양한 미생물들은 식물의 세포벽을 발효시켜 에너지로 바꿀 수 있도록 도와준다. 이렇게 소들은 풀에서 우유를 만든다.

그러나 다른 선택을 해 온 인류에겐 불가능한 일이다. 인간은 '네 개의 위'도 없고 '되새김질'도 하지 않는다. 대신 이미 200만 년 전 '불과 고기'로 일찌감치 방향을 틀었다. 이로 인해 우공(愚公)에겐 없는 명석한 두뇌와 여가 시간을 얻었다는 사실을 우리는 알게 됐다. 철벽같은 소의 위장을 대신해 곡식을 빻고 익히는 방법을 선택한 것이다. 그런데 그 과정을 생략하고 익히지도 않은 '갑옷'을 배 속에 밀어 넣으면 어떤 일들이 벌어질까? 그 즉시 폭격이라도 맞은 것처럼 요동친다. 밀기울이나 쌀겨 같은 식이 섬유는 내장 벽에 달라붙어 소화와 흡수를 방해한다. 덕분에 원래 소장에서 소화가 끝났어야 할 전분이 소화되지 않고 남아 대장까지 넘어간다. 대장은 소화가 아닌 수분 흡수를 위한 기관이라 예기치 못했던 불청객의 등장에 깜짝 놀란다. 이내 속이 불편해진다. 대장엔 가스가 차고 경련이 일어난다. 그 정도가 심해져 내벽의 점막이 손상되기도 한다. 이대로는 큰일 나겠다 싶어 대장은 소화되지 않은 찌꺼기들을 서둘러 방출하기 시작한다. 폭풍처럼 설사가 시작된다. 이렇게 아픈 배를 부여잡고 고통을 호소하는 당신을 보며 생채식 전도사들은 박수를 칠 것이다. '숙변'이 배출됐다면서 말이다. 단 하루만 굶어도 깨끗하게 비워지는 대장 내시경 검사를 받아 본 사람이라면 그런 거짓말에 속아 주기도 어렵다. 숙변은 존재하지 않는 허구다. 단지 소화할 수 없는 찌꺼기가 내장을 들쑤시다 배출된 것뿐이다.

다시 한 번 말하지만 사람은 사람답게 먹는 게 가장 좋다.

생채식
평점 ★☆☆☆☆
건강을 해치는 지름길.
절대로 따라 하지 말고,
하고 있다면 즉시 중단하세요!

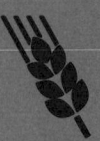

part 04
실락원을 찾아서

농경이 시작된 신석기 이래 인류는
각종 대사성 증후군에
시달리기 시작했다.

인류 역사상 최악의 실수가 벌어졌다!
만약 그때 인류가 판도라의 상자를 열지 않았다면,
우리는 지금과 전혀 다른 모습으로 살고 있을 것이다.

실락원

 인간의 본성에 충실한 '자연적 식습관'을 복원하려면 어디까지 거슬러 가야 하는 걸까? 인류 역사상 가장 많은 언어로 번역되어, 가장 많이 팔렸다는 책의 첫 장에 그 실마리가 엿보인다. 태초에 아담과 이브는 에덴동산에서 부족함을 모르고 살았으나, 신의 노여움을 사 추방당했다. 손만 뻗으면 먹을거리가 넘치던 낙원에서 쫓겨나 척박한 땅으로 내몰린 최초의 한 쌍. 그리고 신은 그들로 하여금 "땅에서 나왔으므로 땅을 갈아 농사를 짓게 하셨다."[7]

 성서에 기록된 사건을 모조리 역사적 사실로 믿는 성서 고고학자가 아니어도 이 '실락원' 이야기는 한번 곱씹어 볼 필요가 있다. 특히 다이어트에 관심 있는 이들이라면 더더욱 주의를 기울여야 한다. 에덴에서 추방된 아담과 이브는 농사를 짓기 시작한다. 흥미로운 지점은 성서에서 이 농사라는 행위가 마치 형벌이나 재앙처럼 묘사되고 있다는 것이다. 이는 우리가 여태껏 믿어 온 상식에 정면으로 위배된다. 우리는 줄곧 농경이 인류를 구원한 혁명이라고 믿어 왔는데 말이다.

혁명은 언제나 시기상조

사람들은 으레 농경 이전의 삶이라면 헐벗고 굶주린 원시인의 모습을 떠올린다. 반대로 '농업' 뒤엔 혁명이라는 수식어가 따라붙으며 흡족한 농부의 미소를 떠오르게 한다. 배고픈 원시인과 풍족한 농부라는 대립 구도가 성립한 데에는 오스트레일리아의 고고학자 고든 차일드Gordon Childe의 공이 크다. 차일드는 농업의 시작과 함께 인류가 '신석기 혁명'을 이룩했다고 주장했다. 학창 시절의 기억을 더듬어 보자. 국사 시간 제일 첫 장에 등장하는 이 신석기 혁명론은 다음과 같다.

몽매함savagery*이 만연하던 구석기 시대를 살았을 당시 인류의 삶은 몹시 고달팠다. 사냥 도구는 조잡했고 그릇을 만들어 식품을 저장한다는 개념도 없었다. 저장할 식량 자체가 없었기 때문이다. 그들은 늘 굶주렸고, 집도 절도 없이 사냥감을 찾아 이리저리 떠돌아야만 했다. 그러다 지

---

* 이는 마르크스적 표현이다. 마르크스의 역사 발전 5단계 설에서 몽매는 미개(barbarity) 이전 단계로 규정된다.

금으로부터 1만 년 전 즈음 인류 역사를 뒤집을 혁신이 일어났다. 어느 천재가 땅에 씨앗을 뿌려 곡식을 키운다는 발상을 해낸 것이다. 인류는 유랑 생활을 접고 정착하기 시작했다. 사냥감을 찾아 죽을 고생해야 했던 고달픈 날들은 안녕! 이제 조금만 일하고 훨씬 많은 보상이 돌아오는 농업의 시대가 열렸다. 이전에는 배를 채우기도 급급했는데, 이제는 먹고도 남을 만큼의 잉여 생산물이 발생했다. 이를 나누기 위해 계급과 제도가 발생했고, 조직화된 사회의 기틀이 잡혔다. 농경을 통한 생산력 증가는 문화와 제도의 혁신으로 이어졌으니, 이를 신석기 혁명이라 부른다.[8]

현대 고고학의 거장으로 꼽히는 고든 차일드의 '신석기 혁명^{농업 혁명}론'은 지금으로부터 70여 년 전에 처음 등장해 의심의 여지가 없는 정론으로 자리 잡았다. 집도 절도 없이 유리걸식하던 원시인들이 농경을 통해 비로소 사람 꼴을 갖추게 됐다는 가설은 몹시 그럴싸해 보였다. 하지만 후대의 고고학적 탐사와 발굴이 이어지면서 거장의 가설은 흔들리기 시작했다. '굶주린 구석기'와 '배부른 신석기'라는 구도 자체가 틀렸다는 증거가 속속 고개 들기 시작했다.

1984

1984년, 미국의 체질 인류학자 존 로렌스_{John Lawrence Angel}는 세간의 통

념을 뒤흔들 논문 한 편을 발표한다.9) 고 병리학paleopathology*을 전문 분야로 삼은 그는 지중해 일대에서 발견된 고대인들의 유골들을 연구하는 데 평생을 바쳤다. 그런 로렌스가 만년의 연구 결과를 집대성해 내놓은 결론은 정말 의외의 대반전이었다. '신석기 혁명론'이 사실이라면 농경을 통해 안정적인 영양 공급이 가능해진 인류는 구석기에 비해 덩치도 커지고 건강 상태도 좋아졌어야 옳다. 그러나 현실은 정반대였다. 로렌스는 골반 입구 지수Pelvic Inlet Depth Index**와 남녀 평균 신장을 기준 삼아 고대인들의 건강 상태를 비교했는데, 모든 면에서 구석기인들의 압승이었다.

신석기와 구석기의 골반 입구 지수 비교

신장 단위: 센티미터

시대 구분	골반 입구 지수	평균 신장(남)	평균 신장(여)
B.C.3만 년~9000년(구석기)	97.1	177.1	166.5
B.C.5000년~3000년(신석기)	75.6	161.3	154.3

구석기 인류가 신석기 인류에 비해 크고 튼튼했다는 것 이외에도 시선을 잡아끄는 내용이 더 있다. 구석기 인류의 평균 신장은 현재 미국인 성인 남녀의 평균 신장과 비교해도 크게 밀리지 않았다. 아니, 1980년대 당시 미국 성인 남자의 평균 신장이 174센티미터 안팎이었으니까 오히려

---

* 과거에 살았던 사람의 화석이나 유골을 통해 질병을 연구하는 학문.
** 골반의 앞뒤 지름을 가로 지름으로 나누고 100을 곱한 값으로 숫자가 클수록 건강 상태가 양호하다는 증거다.

더 컸다고 해야 옳다. '인류의 역사는 곧 진보의 역사다'라고 막연히 믿어 왔던 사람들은 뒤통수를 얻어맞은 것 같은 충격에 빠졌다. 언제나 당연하게 믿어 왔다. 현대는 산업 혁명기보다 윤택하고 산업, 혁명기는 중세보단 살 만했고, 중세는 신석기보다는 풍족했을 것이라고. 그래서 구석기인들은 당연히 신석기보다 못 살았을 것이라고 믿어 왔다. 그러나 현실은 달랐다. 어쩌면 구석기인들은 지금의 우리보다 더 크고 건강한 사람들이었을 가능성이 크다. 그러나 신석기의 후손들이 모든 면에서 구석기 조상들에게 밀렸던 것은 아니다. 그들이 내세울 수 있는 장점이 딱 하나 있었는데, 그건 바로 '수적인 우세'였다. 발굴된 화석의 개체 수로 보나 거주지 유적의 규모로 보나 '신석기 혁명'을 통해 인구가 늘어났다는 것 자체는 사실이었다. 그러니까 이 사실들을 종합해 보면 '농업 혁명'은 질을 포기하는 대신 양을 선택했다는 뜻이다. 현대인 못지않게 크고 튼튼했던 소수 정예의 구석기 수렵채집꾼들이 농업 혁명을 거치면서 '비쩍 곯은', 그러나 머릿수는 많은 농부 패거리로 퇴화한 셈이다. 대체 무슨 일이 벌어졌던 걸까?

카인의 후예

이제 농업 혁명은 무작정 혁명이라 추켜세우기엔 뭔가 애매하다는 사실이 드러났다. 오히려 수렵과 채집을 하던 구석기 시절에 사람들은 더 잘 먹고 잘 살았다. 농업으로 대표되는 신석기 혁명은 원대한 계획 속에 시작된 게 아니라 모종의 압력에 의해 떠밀리듯 시작되었을 것이다. 에덴에서 쫓겨나 울며 겨자 먹기로 농사를 짓기 시작한 아담과 이브처럼 말이다. 창세기의 에덴은 수렵채집의 추억을 상징하는 건지도 모른다. 구석기인들은 수렵과 채집을 통해 현생 인류 못지않은, 아니 그 이상으로 풍족한 영양 상태에 있었다. 그러나 지금으로부터 약 1만 년 전, 수렵채집 생활을 마감할 수밖에 없는 모종의 압력을 맞이한 것이다.

먼저 마지막 빙하기가 끝나면서 급격히 늘어난 해수면의 변화를 의심해 볼 수 있다. 대격변을 피해 안전한 장소를 찾아 몰려든 집단이 특정한 공간에 모이면서 인구 밀도가 기하급수적으로 높아졌을 것이다. 수렵과 채집만으로는 늘어난 인구를 감당할 수 없어 별도의 대책이 필요해졌을 것이다. 갑작스러운 기후 변화로 사냥감들이 대거 멸종했을 가능성도 빼놓을 수 없다. 급격한 인구 증가, 줄어든 사냥감, 기후 변화로 인해 사람들은 점차 농사라는 선택지를 강요받게 되었다. 결과적으로 약 1만 년 전 즈음 사람들은 인구압ᐟ人口壓ᐠ에 치여 농경을 선택해야만 했다. 이제 인간은 에덴에서 쫓겨나 하루 종일 "이마에 땀을 흘려야 낟알을 얻어먹을 수 있는"[10] 비참한 농부가 되었다.

수렵채집을 할 때보다 보상은 적고 할 일은 많아졌다. 밀집 생활로 늘어난 인구를 유지하기 위해선 더 많은 땅을 개간해야만 했다. 인구가 늘어나 농경을 시작하니 인구가 더 늘어나는 악순환이 시작됐다. 이렇게 신석기의 농부들과 구석기의 수렵채집꾼 사이의 세대교체가 일어났다.

현실은 좀 더 비정하고 잔혹했을 것이다. 수렵채집 시절의 사람들은 영역 문제에 둔감했다. 사냥감과 열매가 부족한 문제는 장소를 옮기면 금방 해결될 일이었다. 그러나 밭을 생활 중심으로 삼은 농부들은 개인 영역과 토지 소유라는 개념에 눈뜰 수밖에 없었다. 이때 농부들이 외부에서 이주해 온 수렵채집꾼 집단과 마주쳤다면 어떻게 했을까? 혹은 농부 집단 내부에서도 끝까지 '구석기 스타일'을 고수하겠다는 소수 의견에 대해선 어떻게 반응했을까? 이들이 신석기의 농부들과 사이좋게 공존할 가능성은 0에 수렴한다. 수렵과 채집을 위해서는 넓은 초지와 깊은 숲이 필요하다. 그러나 농부들은 초원과 숲을 개간해 소유해야만 살 수 있다. 이들은 충돌할 수밖에 없었을 것이며, 어떤 결과를 낳았을지 충분히 짐작 가능하다. 덩치도 작고 영양 상태도 좋지 않았지만 수적으로 압도적인 우세에 있었던 농부들이 수렵채집꾼들을 이겼다. 농사짓던 형 '카인'이 양을 키우던 동생 '아벨'을 유독 미워한 이유는 단지 신의 사랑을 갈구해서가 아니다. 그것은 인정 투쟁보다 생존 투쟁에 가까운 사건이었다. 농부들은 농사에 방해가 되는 목동을 죽일 만큼 미워했다.

네 아우의 피가 땅에서 나에게 울부짖고 있다. 땅이 입을 벌려 네 아우의 피를 네 손에서 받았다. 너는 저주를 받은 몸이니 이 땅에서 물러나야 한다.
―『공동 번역 성서』 창세기 4:10~11[11)]

끝까지 수렵채집 생활을 고수하던 구석기의 아벨은 카인의 손에 죽었다. 지상엔 농사짓는 인간, 신석기의 농부, 카인만이 남았다. 우리는 카인의 후예다.

인류 역사상 최악의 실수

그런데 정말 슬픈 사실은 손에 피를 묻혀 가며 얻은 농경의 결실이란 게 생각보다 보잘것없었다는 점이다. 농경 자체가 질보다 양을 추구하는 방편이라 카인의 후예들은 일단 체구부터 줄어들었다. 영양실조는 유아 사망률 증가나 질병의 발생으로 이어졌다. 신석기 혁명과 함께 등장한 가장 대표적인 질환이 바로 '충치'다. 대중들은 선뜻 믿지 못하겠지만, 고고학계에선 오래된 상식이다. 구석기 인류는 충치를 모르고 살았다. 치약이나 칫솔도 없던 시절이었지만 유물은 거짓말을 하지 않는다. 편년이 1만 2000년 위로 거슬러 올라가는 인골에서 충치가 발견된 경우는 전 세계적으로 드물다. 따라서 연대 측정이 어려운 인골에 충치가 2개 이상 있다면, 일단 신석기 이후의 것으로 보는 게 학계의 상식이다.* 농경과 함께 건강이 악화된 사례는 비단 신석기 혁명만의 이야기가 아니다. 12세기까지 줄곧 수렵채취 생활을 해 오다 갑자기 농사를 시작한 딕슨 마운

---

* 국내 유일의 구석기 인골이라 불리는 '홍수 아이'가 논란의 대상인 이유도 이 충치 탓이다. 구석기의 지층에서 나왔다고 발견자들은 주장하지만 치아 분석 결과 여러 개의 충치가 발견됐다. 때문에 해외 학자들 가운데는 홍수 아이를 조선 후기의 인골이 구석기 지층으로 교란된 것으로 보는 의견들이 많다.

드Dickson Mounds 인디언들에게도 농경은 축복이 아니었다. 매사추세츠 대학의 아멜라고스 교수George J. Armelagos와 동료들은 미국 일리노이와 오하이오의 강들이 만나는 지점에서 농경을 시작한 인디언들의 뼈 무더기를 발견해 연구했다.12) 결과는 너무나도 대조적이었다. 수렵채집을 하던 인디언들이 옥수수 농사를 시작하자 영양 결핍을 의미하는 치아의 에나멜 결손이 1.5배로 늘어났다. 빈혈이나 골다공증이 의심되는 뼈의 철분 결핍도 네 배나 증가했다. 고된 육체노동을 암시하는 척추 변형과 손상도 발견되기 시작했다. 농경을 시작하자 영양 상태가 나빠지고, 이로 인한 상해나 질병이 폭증했음을 알 수 있다.

『총, 균, 쇠Gun, Germs and Steel』로 유명한 재러드 다이아몬드Jared Diamond 교수의 말처럼 어쩌면 농경은 "인류 역사상 최악의 실수The worst mistake in the history of the human race"였을지도 모른다. 농경과 함께 시작된 식생활의 급격한 변화가 이런 '개악改惡'의 배후였다. 수렵 및 채취 생활에서 농경으로의 전환은 다이어트 차원에서 봤을 때 다양성에서 획일성, 균형에서 불균형, 잡식에서 곡식으로의 이행이었다. 수렵채집인들은 육류, 어패류, 과일, 채소, 견과류, 구근류 할 것 없이 산과 들, 강과 바다에서 나는 모든 것을 골고루, 풍부히 먹을 수 있었다. 그러나 땅에 발붙인 농부들은 자신들이 주식으로 삼아 키우는 곡물grain, 그것도 단 한 종류만 집중적으로 먹게 되었다. 주곡 작물은 지역별 기후에 따라 조금씩 차이가 있었지만, 대부분 인구 부양력이 뛰어난 밀, 쌀, 옥수수 중에 하나로 결정되었다. 이런 특징은 현대 농업으로까지 이어지고 있다. 그리고 농부들을 약하고 병들게 만든 이 작물들은 하나같이 녹말성 식품이라는 공통점을 갖고 있다.

하얀 악마

많은 사람들이 녹말starch과 탄수화물carbohydrate을 제대로 구별하지 못한다. 탄수화물이란 '식물이 태양의 힘을 빌려 물과 공기로부터 만들어 낸 포도당'의 통칭이다. 가장 넓은 개념이며 분자량에 따라 포도당, 과당, 자당, 유당, 글리코겐, 셀룰로오스 등 다양한 종류로 나뉜다. 반대로 녹말은 탄수화물 가운데 '분자량 1만 이상의 고농축 형태'만을 특정하며, 전분이라는 이름으로 부르기도 한다. 탄수화물은 채소, 과일, 곡식을 막론하고 어디에나 함유되어 있다. 상추에도 당근에도 사과에도 쌀에도 밀가루에도 있다. 단지 밀도의 차이일 뿐, 씹다 보면 모두 달달한 맛이 나는 '포도당'으로 분해되는 건 똑같다. 그러나 녹말은 식물이 뿌리나 씨앗에 농축해 놓은 에너지 덩어리다. 따라서 사람의 몸에 들어갔을 때 '설탕 덩어리'에 맞먹는 파괴적인 효과를 나타낸다. 그래서 구석기 말 이 '녹말'을 처음 먹어 본 농부들은 화들짝 놀랐을 게다. 이전까지 겪어 본 적 없는 엄청난 밀도의 탄수화물이 몸속에 파고들던 순간 눈이 번쩍 뜨였을 것이다. 곡식 한 줌 안에는 채소나 과일 한 대접에 맞먹는 탄수화물이 농축되어 있다. 탄수화물 폭탄, 그것이 녹말의 정체다.

녹말은 사냥과 채집에선 얻을 방법이 없는 고밀도 탄수화물이었다. 이러한 녹말은 구석기의 '정크 푸드'였다. 영양소가 골고루 들어 있지 않은데, 칼로리는 지나치게 높다. 농사와 함께 이 정크 푸드를 주식으로 삼기 시작하자 체격이 줄어들고 건강이 나빠진 이유도 자연스럽게 설명된다. 심지어 인류 역사에 없던 대사 증후군성인병을 등장시킨 것도 이 녹말 중심의 식생활이었다. 당뇨, 고혈압, 고지혈증과 같은 대사 증후군은 생활 방식과 밀접한 연관을 맺고 있어 '생활 습관병'으로도 불린다. 약물 투약보다는 식습관, 운동량, 음주 여부가 치료에 미치는 영향이 크다. 그런데 현대에 들어 환자가 폭증하는 추세다 보니 사람들은 으레 '농사짓고 열심히 일하던 시절엔 없던 병이었는데, 세상 살기 너무 좋아져서 생긴 병'이라고 생각한다. 그러나 이는 녹말의 위력을 제대로 모르고 하는 소리다. 생활 습관병은 산업화나 정보화가 아닌 농경과 함께 이미 수천 년 전부터 시작되었다.

이집트 테베의 네크로폴리스에서 발견된 기원전 1534년에 쓰인 에베스 파피루스Ebers Papyrus에는 일찌감치 당뇨병에 대한 묘사가 나온다. 기원전 5세기 인도의 의사 수슈루타Sushruta는 당뇨병 환자를 보고 마드후메하madhumeha, 꿀 오줌라는 기발한 이름을 붙이기도 했다. 환자의 소변에 파리와 개미가 달라붙는 것을 보고 이상하게 여겨 직접 맛을 봤더니, 단맛이 났기 때문이다. 생활 습관병은 농경이 불러온 병이었다. 고고학계는 수렵채집 사회에서 이런 생활 습관병이 발견되지 않았다는 점에 주목하고 있다. 인류의 식탁에 곡물이 올라오기 전에는 당뇨나 당뇨 합병증으로 사망하는 경우가 극히 드물었다.* 오히려 농경이 시작되면서 감염, 골다공증 증가, 유아 사망률 상승, 당뇨와 수명 단축을 암시하는 고고학적 증거들이 발견되고 있다.13) 결정적인 범인은 가까운 곳에 있었다. 녹말^{곡식}이었다. 그리고 이런 녹말의 해악은 현대 사회와 만나면서 점차 더 심하게 곪아가고 있다.

후계자들

점심시간에 주위를 둘러보자. '라면 사리 무한 리필'을 내건 부대찌개집, 흰 쌀밥을 맘껏 퍼 담을 수 있는 구내식당, 1000원만 추가하면 콜라와 감자튀김이 두 배가 되는 패스트푸드 점이 즐비하다. 이제 이들의 공통된 특징이 눈에 들어올 것이다. 하나같이 녹말 인심이 후하다. 녹말은 애초에 질보다 양을 위한 선택이었다. 농업 기술의 발달과 맞물려 생산량이 폭발하자 이제 우리 주변에 물과 공기처럼 흘러넘치고 있다. 기업적 재배로 생산량이 극대화된 3대 작물^{밀, 쌀, 옥수수} 가격은 20세기 들어 줄곧 하락세다. 한때 부의 상징이었던 '흰쌀밥'은 한반도 내 자급률이 100퍼센트를 넘어서면서, 어느새 나라 쌀^{정부미}로 대표되는 빈곤의 상징이 됐다. 기업적 영농이 만든 풍요의 시대에 녹말은 값싸게 배를 채우는 수단이 되

---

* 유전 질환인 1형 당뇨는 극히 예외적인 경우다.

었다.

 그러나 사실 모든 일은 그 이전부터 시작되었다. 이미 1970년대 '새마을 운동' 시절부터 분식은 가난의 상징이지 않았던가? 이런 녹말의 특성은 지금도 우리 삶 속에 밀가루 반죽처럼 끈적끈적하게 엉겨 있다. 가령 튀김옷이 두꺼운 통닭집은 지탄의 대상이다. 두꺼운 밀가루 반죽이 상대적으로 비싼 주재료를 아끼기 위한 꼼수라는 건 누구나 쉽게 알아차릴 수 있다. 깐풍기干烹鷄가 사실 중국요리가 아니라 한국 전쟁 이후 한국에서 시작된 요리라는 사실 역시 녹말의 이런 특성을 잘 보여 준다. 본디 중화요리에서 '간팽干烹'은 튀김옷 없이 재료를 기름에 볶아 낸다는 뜻이다. 그러나 물자가 부족했던 시절, 밀가루로 튀김옷을 입히면 양을 크게 부풀릴 수 있다는 사실을 사람들은 알아차렸다. 이로써 탕수육과 깐풍기로 대표되는 두꺼운 튀김옷을 입은 한국식 청요리가 만들어진 것이다. 물가가 너무 올라 장사하기 어렵다, 어렵다 하면서도 공깃밥 가격은 수십 년째 '1000원'을 유지하고 있는 식당가 풍경도 '값싸고 배부른' 녹말의 특성을 잘 보여 주는 사례이다. 농업 혁명 이후 1만 년, 겉보기에 녹말은 인류를 굶주림에서 건져 낸 구원 투수처럼 보인다. 그러나 깊숙이 들여다볼수록 녹말은 숨겨진 이면을 드러낸다. 녹말은 인류를 기아의 수렁에서 건져 비만의 구렁텅이에 밀어 넣은 원흉이다. 대녹말 시대와 함께 인류는 대비만 시대를 맞이하고 있다.

슈퍼 사이즈 미 Super Size Me!

WHO와 OECD는 해마다 불어나는 비만 인구 통계를 언급하며, 우리는 지나치게 풍요로운 시대를 살고 있으니 조금 더 절제해야 한다며 사람들을 다그쳐 왔다. 그러나 이런 질책의 목소리는 비만 인구가 늘어갈수록 오히려 잦아들고 있다. 해가 지날수록 허리띠를 졸라매자는 구호를 외친다고 해결될 문제가 아니라는 것을 슬슬 눈치챘기 때문이다. 브라질 대통령 룰라Lula da Silva도 그중 한 사람이었다. 룰라는 취임 첫해인 2003년 빈곤 해결의 일환으로 '기아 추방'을 확언하고 나섰다. 그러나 1년도 지나지 않아 애초에 방향 설정이 잘못되었음을 깨닫기 시작했다. 2004년 말 브라질 통계청은 브라질 성인 인구 가운데 과체중이 표준 체중 미달인 사람보다 열 배나 많다는 충격적인 사실을 보고했다. 룰라 대통령 취임 초기 브라질은 극심한 빈부 격차와 경제 부진으로 목구멍이 포도청인 사람들이 수두룩한 상태였다. 그런데 뚱뚱한 사람들이 비쩍 마른 사람보다 열 배나 더 많다니, 이 무슨 귀신이 곡할 노릇인가? 기업적 농업과 산업이 지배하는 우리 시대에 이제 뚱뚱함은 더 이상 생활 수준 향상을 반영하지 않는다. 오히려 교육 수준이 낮고 경제적으로 빈곤한 계층일수록 뚱뚱해지기 쉬운 시대다. 그 배후에 값싸고 살찌기 쉬운 먹을거리 '녹말곡물'이 버티고 있기 때문이다.

점잖게 표현하자면 '상업적 의도로 만들어진 가공식품들', 조금 더 직설적인 표현을 동원 하자면 '팔아먹기 위해 만든 가공식품들'이 그 첨병으로 활약 중이다. 녹말은 여기서도 혁혁한 공을 세우고 있다. 녹말 식품들은 값싸고 살찌기 쉽다는 것 외에도 '무색 무미'하다는 특징을 지닌다. 예를 들어 밥은 김치와 먹으면 김치 맛이 되고 국에 말면 국 맛이 난다. 녹말은 다른 재료에 섞이면 바로 그쪽의 맛과 향을 따라간다. 이런 특질이 업자들의 손을 거치면서 전 지구적 재앙이 되어 우리에게 돌아온다. 기업들은 녹말의 무색 무미한 성질을 활용해 '싸고 양 많은' 가공식품을 만들어 순진한 소비자와 경제적 취약 계층의 주머니를 턴다. 패스트푸드부터 출발해 보자. 햄버거와 감자튀김, 청량음료로 이루어진 기본 세트를 주문하면 점원은 '사이즈 업'을 종용한다. 1000원짜리 한 장을 추가 지불하면 거의 두 배로 불어난 음식 더미가 우리를 뿌듯하게 한다. 바로 이것이 전형적인 함정이다. 매장 관리비나 인건비가 고정된 상태에서 본사는 재료비가 싼 재료로 만든 음식을 박리다매해 이윤을 극대화한다. 사이즈 업을 해도 버거 크기가 커지거나 패티가 두툼해지는 기적은 결코 일어나지 않는다. 언제나 감자튀김과 콜라의 양만 부담스럽게 늘어난다. 재료비가 거의 들지 않는 녹말과 설탕물을 이용해 양만 불린 상술이다. 그러나 소비자들은 이를 할인으로 착각해 스스로를 살찌우고 있는 게 현실이다. 가령 통닭집에서 주문할 때 점원이 "1000원을 더 내면 튀김옷이 두 배로 두꺼워진 닭 강정을 드립니다"라고 한다면 다들 화를 낼 것이다. 누굴 바보로 아느냐면서. 그러나 패스트푸드 점에선 그와 똑같은 우를 기꺼이 범한다.

그래서 기업들은 '값싸고 어디에나 어울리는' 녹말의 특징을 악용해 여러 가지 부가 가치를 창출한다. 그냥 밀가루만 팔아선 이윤이 남지 않는다. 그냥 밀가루만 사 가는 사람도 없다. 그렇다면 약간의 가공을 거쳐 밀가루를 핫도그나 빵으로 만든다. 옥수수 가루를 사다 먹는 사람은 없다. 그러나 팝콘이나 콘 치즈는 금세 사랑받는 간식이 된다. 그래도 여기까지는 봐 줄 만하다. 진짜 악질적인 것은 냉동식품들이다. 똑같은 동그랑땡이라면 사람들은 으레 최저가를 찾는다. 그러나 평균 가격에 한참 미치지 못하는 제품이 있다면, 라벨에 표시된 원재료와 함량을 살펴볼 필요가 있다. 고기 경단이 아니라 '고기 향을 첨가한 밀가루 경단'일 것이다. 소시지나 햄 같은 '가공육' 제품이 여기에 아주 잘 어울린다. 가격은 낮추면서 녹말 함량을 늘린다. 거기에 합성 착향료와 약간의 조미료를 섞어 주면 이제 녹말가루는 무에서 유를 창조하는 마술 가루가 된다. 기업에는 최대 이윤을, 소비자에겐 값싼 먹을거리를 제공한다. 그리고 보너스로 밀가루 똥배가 남는다.

수많은 관료와 학자들은 오랫동안 '비만 통계'를 가지고 헛다리를 짚어 왔다. 사람들을 절제할 줄 모르는 미련한 뚱보 취급하는 도덕주의자들도 있었다. 이 시대가 제2의 소돔과 고모라가 됐다고 광야에서 외치는 바보들도 많았다. 그러나 오히려 전 세계적으로 가장 부유하다는 유럽의 비만 인구는 줄어들고 제3세계와 개발 도상국들의 비만 수치가 폭증하는 현실 앞에선 꿀 먹은 벙어리가 됐다. 미국과 브라질처럼 빈부 격차가 심한 곳에서 빈곤층으로 갈수록 비만 인구가 늘어나는 역전 현상을 설명하지 못했다. 스스로를 제대로 관리하지 못한 결과라고 얼버무리는 관료와 식자들의 허리둘레 역시 그런 말을 할 처지가 아니었다. 윗선에서 정책적으로 비틀거리는 동안 사람들은 기름진 고기반찬이 문제라며 채식으로 갔다가, 저지방 트렌드를 따라 합성 감미료를 먹었다가, 통곡물로 쏠렸다가, 디톡스를 찾아 헤맸다가 결국 자포자기하게 되었다. 진실은 그게 아니었다. 인류가 수렵과 채집을 포기하고 농경으로 전향한 1만 년 전부터 재앙의 토대는 이미 마련되어 있었다. 연방의 하얀 악마^{녹말}는 자본주의 시대와 손잡고 소리 없이, 못 배우고 가난한 이들부터 먹어 치우고 있었다. 슈퍼 사이즈의 진실은 개인의 의지나 자기 관리와 상관없다. 시대가 우리를 먹이고 살찌우는 중이다.

비포 아담

인간의 본성에 충실한 '자연적인 식습관'의 기준이 이제 선명해졌다. 문학적으로 표현하자면 아담과 이브가 에덴에서 쫓겨나기 이전의 일이다. 고고학적 설명을 빌리자면 인류가 정착과 농경 대신 수렵과 채집을 만끽하던 시절이다. 영양학적으로는 녹말 중심의 단일 작물 대신 육류, 어패류, 과일, 채소^{게다가 자연산}를 가리지 않는 균형 잡힌 식생활을 즐기던 시기를 말한다. 의학적 측면에서는 생활 습관병과 충치를 모르던 강인한 육체를 자랑하던 시절이다. 지리학적으로는 지금으로부터 1만 년 전 최후 빙기가 끝나 가던 무렵, 이른바 후기 구석기라 불리던 그 시기의 식습관이 곧 우리의 목표다. 아담, 그 이전의^{Before Adam} 식탁을 복원해야 한다. 비만과 다이어트, 각종 대사 증후군으로 고통받는 현대인을 위한 '힐링 만찬'이 바로 그 위에 차려져 있다.

쉬어 가는 이야기 08
글리세믹 인덱스와 저인슐린 다이어트

'녹말'이라는 숨은 배후가 드러나기 전까지 사람들은 주범을 찾기 위해 애썼다. 어떤 이들은 비만의 결과물인 '지방'을 비만의 원인으로 호도해 무지방이나 저지방 식단을 열렬히 신봉했다. 혹자는 거기서 한술 더 떠 지방이 많은 '고기'가 원인이라며 단백질을 멀리하고 탄수화물을 많이 먹어야 한다고 주장했다. 이들이 백가쟁명 하는 사이에도 비만 관련 통계는 점차 악화되던 가운데 1980년대 들어서야 비로소 '녹말'에게 화살을 돌릴 수 있는 과학적 근거가 마련되었다. 바로 당지수glycemic index, 이하 GI의 발견이다.

GI는 본래 당뇨병 환자를 위한 식이 조절 연구에서 출발했다. 주위에 당뇨로 고생하는 지인이 있다면 '혈당blood sugar'이라는 말에 몸서리치는 모습을 보았을 것이다. 사람은 음식을 먹어 당분을 얻고 이를 에너지 삼아 살아간다. 이때 당분은 혈액 속에 녹아 흘러 일정한 값을 유지하려 한다. 그런데 내분비계의 교란으로 혈당을 조절할 수 없게 되어 쇼크, 체중 감소, 말단부 괴저 같은 각종 합병증을 일으키는 게 바로 당뇨다. GI 값이란 이런 당뇨 환자들의 섭생을 돕기 위해 혈당 변화 폭을 기록한 기준표다.

1981년 캐나다 토론토 대학의 데이비드 젠킨스David J. Jenkins 교수 팀은 다음과 같은 실험을 했다. 실험자에게 포도당glucose을 먹이고 일정 시간 뒤 혈당을 측정한다. 이때 변화 속도가 기준치인 100이다. 그리고 다양한 '탄수화물 식품'을 피험자들에게 먹여 가며 포도당을 기준으로 얼마나 빨리 혈당치가 올라가는지 기록한다. 이렇게 얻어진 탄수화물 식품들의 '혈당 변화 속도'가 바로 GI다. 그런데 이것을 다이어트에 응용할 수 있다는 사실이 알려지면서 피트니스 업계에서 각광받게 되었다. 왜일까? 음식을 먹으면 혈당이 오른다. 이때 혈당이 내려가지 않고 무한정 높은 상태면 혈관 손상, 쇼크를 비롯해 생명이 위험해질 수 있다. 그래서 췌장은 핏속의 '당'을 '체지방'으로 저장해 혈당을 낮추는 호르몬인 '인슐린'을 분비한다. 당뇨 환자들은 이 인슐린 분비 기능이 망가져 고생한다. 즉 GI가 높은 음식은 인슐린 분비를 크게 유도하고, 이는 '살'이라는 결과물로 나타난다. 그래서 GI 값이 낮은 탄수화물을 중심으로 식단을 짜면 같은 양을 먹어도 살이 덜 찌는 효과를 볼 수 있다는 논리다. 그러나 이는 반만 맞는 이야기다.

GI 하나만 가지고 다이어트에 도전할 경우 쉽게 빠질 수 있는 함정이 곳곳에 도사리고 있다. 가장 먼저 오해를 받는 식품이 과일이다. 과일은 GI 값이 꽤 높게 나타난다. 따라서 '과일 먹으면 살찐다', '과일도 설탕이나 마찬가지다' 하는 엉터리 정보가 횡행한다. 그러나 우리는 앞서 '채식과 생식'을 살펴보면서 이게 얼마나 허튼소리인지 배웠다. 일단 과일은 엄청난 양의 식이 섬유를 포함하고 있다. 따라서 먹었다고 무조건 흡수되지 않는다. 여기에 또 하나의 보너스가 존재한다. 과일은 '생식'이다. 같은 칼로리를 먹어도 화식에 비해 소화에 더 큰 에너지가 필요해 결과적으로 포만감은 크고 살은 덜 찐다.

과일의 반대편에는 '쇼콜라 케이크의 역설'이 도사리고 있다. 지방도 식이 섬유처럼 일종의 소화 흡수의 제동 장치 역할을 하기 때문에 기름기 많은 음식은 의외로 GI 값이 낮다. 설탕이 들어간 땅콩버터나 마요네즈의 GI 값은 과일보다 훨씬 낮게 나온다! 초콜릿 크림이 듬뿍 들어간 쇼콜라 케이크도 GI만 놓고 보면 당근보다 '살이 덜 찌는 음식'이라는 황당한 결론이 나온다. 결국 GI는 혈당의 변화 수치만 계산하다 보니 '에너지의 총량'을 헤아리지 못하는 반쪽짜리 이론이 된 것이다. 저칼로리 식품도 많이 먹으면 결국 칼로리 총량은 커져 말짱 도루묵이 되듯이, 아무리 GI가 낮아도 많이 먹으면 살은 똑같이 찐다. 이 GI 수치만 보면 현미 같은 통곡물은 살이 안 찌는 건강식품처럼 보인다. 그러나 현미밥이든 꽁보리밥이든 녹말은 사람을 폭발적으로 살찌게 한다. 아무리 GI 값이 낮아도 이미 그 안에 포함된 에너지의 총량이 고밀도인 '탄수화물 폭탄'이기 때문이다. 그래서 GI를 개량한 당 부하 지수_{glycemic load, 이하 GL}라는 새로운 기준이 나오게 되었다.

GL은 식품에 포함된 탄수화물의 함량과 질을 동시에 표현한다. GI에 각각의 식품 100그램당 포함된 탄수화물의 양을 곱해 0~35 사이의 값으로 나타낸다. 얼마나 빨리 포도당으로 변환되는지, 얼마나 많은 탄수화물을 함유하고 있는지 알려 주기 때문에 GI보다 훨씬 현실적이다. GI 값만 가지고 숫자 놀음하며 '과일은 살찌기 쉽고 당근도 GI 값이 높으니 먹지 마시고, 차라리 고구마를 많이 드세요!'라던 사람들은 GL 값을 확인하는 순간 허탈해질 것이다.

GL 값을 기준으로 한 식품별 중량 표

녹말 식품군	중량(그램)	과일 채소류	중량(그램)
백미	25	바나나	75
현미	35	사과	150
파스타	40	당근	160
고구마	60	수박	225
감자	75	딸기	900

쉽게 말해 딸기 1킬로그램을 먹어 치워도 현미 한 줌 먹은 것과 비슷하게 살이 찐다는 말이다. 반대로 현미 한 줌만 먹어도 딸기 1킬로그램을 먹은 것처럼 살이 찐다. 탄수화물의 에너지 밀도를 비교한 GL 값을 통해 비로소 '통곡물이든 백미든 결국 녹말류는 살찌기 딱 좋은 에너지 폭탄'이라는 진실이 선명하게 드러나게 되었다.

시드니 대학은 GI와 GL 값 연구에 있어 가장 방대한 데이터를 자랑한다. 홈페이지 http://glycemicindex.com에서는 거의 모든 채소와 과일, 녹말류의 GI와 GL 값을 무료 서비스하고 있다.

> **GI, GL 지수를 활용한 다이어트**
>
> 평점 ★★★☆☆
>
> 녹말의 해악을 알린 일등 공신. 그러나 이것만 믿고 다이어트에 돌입했다간 몇 가지 함정에 빠지기 쉬우니 일종의 '기초 이론'으로 활용하세요.

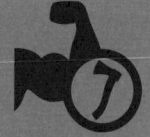

part
05

팔레오, 건강한 구석기의 재현

더 건강하게, 더 강인하게!
건강했던 그때 그 사람의
모습을 복원하다.

해답은 얼마나 먹느냐도 아니고 어떻게 먹느냐도 아니다.
무엇을 먹느냐에 있다.

원시의 청사진

이보 다이어트는 원시 인류의 생활상을 복원해 진화적으로 가장 타당한 식습관을 찾으려는 과정에서 만들어졌다. 우리는 첫 번째 장에서 무조건 적게 먹는 것은 다이어트의 해답이 아니라는 값진 교훈을 얻었다. 덧붙여 불문율로 여겨 왔던 칼로리 계산 역시 허점투성이임을 확인했다. 성공적인 다이어트를 위해선 '얼마나 먹느냐'가 아닌 '무엇을 어떻게 먹느냐'가 관건이다.

그렇다면 무엇을 먹어야 할까? 맹목적인 생식과 채식은 답이 아니었다. 오히려 예상치 못했던 '불과 고기'야말로 진화의 원동력이었다. 이것은 원시 인류가 고기만 먹었다는 의미인가? 고기 말고는 또 무엇을 먹었을까?

고기 중에서는 어떤 고기를 먹었을까? 같은 고기라도 어떻게 조리해서 먹었을까?

꼬리에 꼬리를 무는 수수께끼를 해결하기 위해 구석기인들이 남긴 '블랙박스'와 '타임캡슐'을 개봉해 보자. 시간은 석기 시대로 되돌아간다.

고고학자의 블랙박스

먼저 블랙박스를 여는 이들은 고고학자들이다. 고고학자라고 하면 채찍질에 능한 교수님「인디애나 존스」내지는 아랫입술이 도톰한 도굴꾼「툼 레이더」부터 떠올리기 쉽지만 영화는 영화일 뿐이다. 고고학자는 유물^{artifact}을 통해 과거를 이해하려는 사람이지, 보물 사냥꾼이 아니다. 지층을 상대로 섬세한 외과 수술을 집도하는 테크니션이자 시간을 거슬러 올라가는 탐정이다. 작은 뼛조각에서 누가, 언제, 어디서, 어떻게 살았는지 술술 읽어 내는 고고학자의 모습은 노련한 프로파일러나 감식 전문가를 연상시킨다. 고고학자의 임무는 유물을 증거 삼아 수사에 임하는 과학 수사대와도 같다. 이때 유물은 결정적인 단서를 품은 블랙박스가 된다. 구석기 시대의 동물 뼈가 대거 출토된 전 세계의 구석기 유적지들이 이런 블랙박스다. 고고학자들은 구석기 인류는 사냥꾼, 그것도 이미 완성된 사냥꾼이라는 결론을 내렸다. 힌트는 뼈에 나타나는 규칙적이고 효율적인 절단 흔적에 있었다. 멀리 갈 것 없이 충청북도까지만 가 보자.

무려 3만 점이 넘는 구석기 시대 동물 뼈가 쏟아져 나온 충북 단양의 구낭굴. 구석기 선조들의 사냥 캠프 내지는 임시 주거지로 보이는 이곳에서 나온 뼛조각은 절반 가까이 41퍼센트가 1년생 미만인 새끼 사슴의 것이었다. 사슴 뼈들은 규칙적으로 절단되어 있었고, 컷 마크 Cut Mark*가 선명했다. 지능적으로 선호하는 사냥감을 선택하고 수집한 존재가 있었고, 그 정체는 인간이라는 뜻이다. 구낭굴 동물 화석 분석을 담당한 충북대 조태섭 교수의 표현을 빌리자면 "수천의 사슴 뼈들이 마치 한 사람의 솜씨마냥 똑같은 방식으로 해체되어 있었다." 이로써 구석기 인류는 이미 완성된 사냥꾼이었으며, 일상적으로 동물성 식품을 섭취했다는 사실이 확인된다. 지역별로 일정한 '가공 매뉴얼'을 갖췄을 정도로 구석기 인류에게 사냥과 동물성 식품 섭취는 흔한 일이었다. 전 세계적으로 나타나는 구석기의 '사냥 흔적 Kill Site'을 통해서도 구석기인의 주식이 동물성 식품이라는 사실을 짐작할 수 있다.

이보다 더 직접적인 증거도 있다. 앞서 언급한 바 있는 브리야 사바랭의 명언 "네가 먹는 것이 바로 너 자신이다."를 다들 기억하고 있으리라. 이는 어쩌면 인문학적 통찰이 아니라 자연 과학적 진술인지도 모른다. 구석기인들의 식습관은 그들이 잡아먹은 사냥감뿐만 아니라 그들의 몸에도 흔적을 남겼다. 머리카락 한 올에도 몇 달 전 투약한 약물의 흔적이 남는다. 이처럼 사람의 몸에는 무엇을 먹었느냐에 따라 고유의 화학

---

* 석기에 의해 손상된 흔적. 전자 현미경 분석 시 단면 모양이 브이(V) 형으로 두드러지기 때문에 육식 동물의 이빨 자국이나 자연적인 손상과는 확실히 구분된다. 동물 뼈에 남는 가장 명백한 사냥 증거이다.

적 흔적이 남는다. 다시 말해 고기를 많이 먹으면 고기의 흔적이, 풀을 많이 먹으면 풀의 흔적이, 곡물을 많이 먹으면 곡물의 흔적이 남는다. 현재는 분자 생물학의 발전에 힘입어 이를 확인할 수 있는 기술적 토대도 마련되었다. 구체적 설명은 과학자들의 몫으로 남겨 두자. 우리는 동물성 식품, 특히 육류의 단백질에는 탄수화물과 구분되는 질소^{N}가 함유되어 있다는 사실만 알면 된다. 질소 가운데서도 분자량이 다른 동위 원소 잔량을 측정하면 육류 섭취 비율을 확인할 수 있다. 구석기인의 화석에서 중질소 잔량을 측정하니, 그들이 동물성 식품을 주로 섭취했다는 고고학자들의 추론이 적중했다. 오히려 더 놀라운 결과가 드러났다. 영국과 미국에서 출토된 구석기인들의 화석 연구 결과[14]에 따르면, 그들의 체내 중질소 잔량은 초식 동물을 뛰어넘었고 심지어 여우보다 더 높았다. 오늘날 일인당 육류 소비가 늘어나고 있다며 호들갑 떠는 이들도 있지만, 조상인 구석기인들의 눈으로 보자면 우리는 사실상 채식주의자인 셈이다.

진흙 속의 진주들

그러나 이를 가지고 구석기인들을 일방적인 육식주의자라고 여겨선 안 된다. 단단한 동물 뼈를 제외한 '음식물'은 화석으로 남기 어렵다. 화석으로 전해지지 않았을 뿐, 구석기인도 분명 '식물성 식품'을 섭취했을 것이다. 어디에서 이를 확인할 수 있을까?

고고학자들에게 진흙 밭은 가슴 뛰는 선물 상자다. 진흙은 유물이 매장되는 순간 물과 공기를 차단해 부패와 산화를 막는 천혜의 피막이다. 대기 중에 노출됐다면 몇 년 만에 삭아 없어졌을 유구가 진흙 속에 매장되면, 수백 년의 시간이 흘러도 온전한 모습으로 출토되곤 한다. 만년설을 제외하면 유물 보존에 가장 최적화된 자연산 밀폐 용기, 그것이 바로 진흙이다. 갈릴리 호수 연안의 오할라 II 구역도 이런 진흙 덕을 톡톡히 본 발굴지다. 일반적인 구석기 유적이라면 화석화된 동물 뼈나 석기 정도만 나오는데, 오할라 II에선 다양한 흔적들이 발견됐다. 덕분에 우리는 2만 3000년 전 구석기 사람들이 고기 외에 어떤 것들을 먹고 살았는지 갈피를 잡을 수 있게 됐다. 먼저 야생 무화과, 야생 포도, 갯 대추나무, 올리브와 같은 각종 과일 열매들의 씨앗이 나왔다. 열매뿐만 아니라 피스타치오나 아몬드와 같은 '견과류'의 흔적도 함께 나타났다. 그러나 가장 의외의 발견은 곡식들이었다. 현재 밀의 조상격인 엠머 밀emmer wheat과 야생 보리 알곡이 함께 발견됐다. 그러나 혼란스러워할 필요는 없다. 이는 농경의 증거도 아니고 곡식을 주식으로 삼았다는 증거는 더더욱 아니다. 재배지나 농기구가 동반되지 않은 종자의 출현은 단순한 '채집'을 의미한다. 밭 매고 거름 주는 농부가 없어도 야생 곡물들은 수만 년 전부터 광야에서 홀로 살아왔다. 이들은 오늘날 우리가 먹는 '순화종'에 비하면 훨씬 거칠었고 소출량도 적었다. 때문에 식단에서 차지하는 비중도 미미했다. 어쩌다 사냥 길에 야생 보리의 조상을 마주친 구석기인들은 한 줌도 안 되는 알곡을 입 안에 쓰윽 털어 넣고 가던 길을 마저 갔을 것이다. 곡식은 어쩌다 한 번 먹는 '구석기의 정크 푸드'였다. 그리고 신석기 이후 그 정크 푸드가 주식이 되자 어떤 일들이 벌어졌는지는 앞의 「실락원」에서 충분히 설명했다. 결국 고고학자들의 블랙박스 개봉 결과는 다음과 같이 요약될 수 있다.

1. 동물성 식품이 식단에서 차지하는 비중이 가장 컸다.
: 구석기의 수많은 사냥 유적들과 인골 분석 결과, 동물성 식품이 구석기의 주식이었다.

2. 다양한 식물성 식품을 먹었다.
: 동물성 식품으로 채우고 남는 자리는 각종 견과류, 씨앗, 채소와 과일, 곡류가 차지했다.

3. 식물성 식품 가운데서도 곡물^{녹말}보다 채소나 과일을 더 많이 먹었다.
: 약간의 논리적 추론을 거치면 쉽게 알 수 있는 사실이다. 곡식의 수확기는 가을로 한정된다. 잉여 농산물 축적이 시작된 신석기 전까지 곡식은 '시즌 한정 상품'이었다. 따라서 봄에서 여름을 지나 가을까지 지속적으로 구할 수 있는 채소와 과일이 주된 탄수화물 공급원이었을 것이다.

인류학자의 타임캡슐

이제 인류학자의 타임캡슐을 열어 볼 시간이다. 인류학자란 쉽게 말해 '패턴을 찾는 사람들'이다. 인류를 하나의 종種으로 놓고 봤을 때 '본성'이라고 할 만한 패턴을 탐구하는 게 이들의 목표다. 그래서 인류학자에게 다이어트를 논하라면 '인류 본연의 식성'을 정의하려 들 것이다. 동물학자들이 '코알라의 주식은 유칼립투스, 판다는 대나무'라고 말하듯 '인간의 주식은 ○○'라고 정의할 수 있는 패턴. 그 패턴을 찾기 위해 인류학자들은 현존하는 수렵채집 부족을 찾는다. 문명과 고립된 채 고유한 삶의 방식을 보존해 온 이들을 일종의 '살아 있는 화석'으로 여기기 때문이

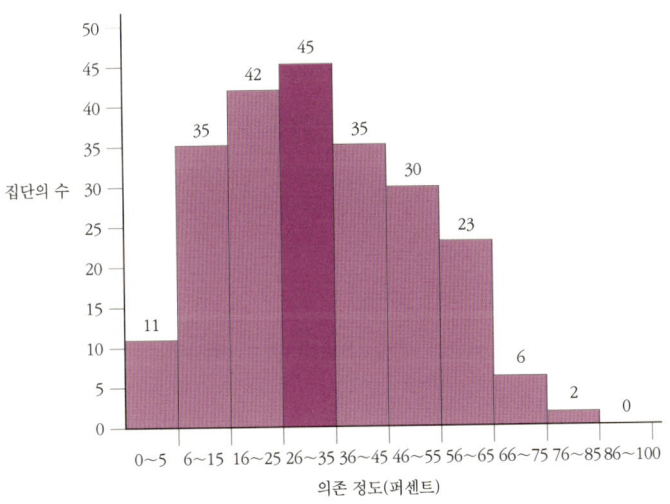

수렵채집인들의 식물성 식품(채집물) 의존도[15]

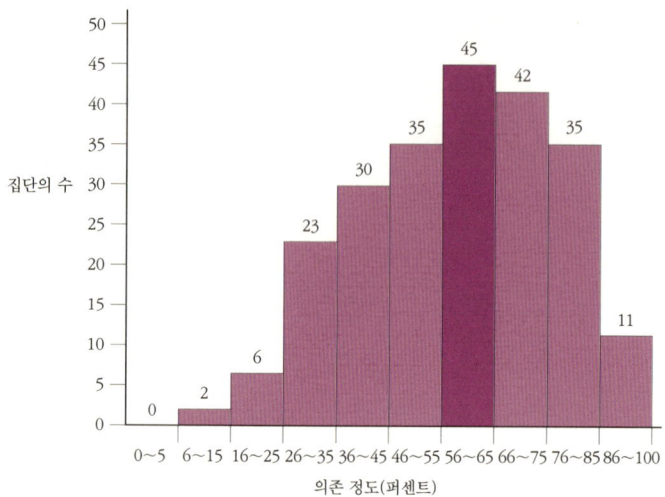

수렵채집인들의 동물 식품(채집물) 의존도

다. 이들의 행동을 통해 문명보다 앞서 존재한 '야생의 사고'를 엿보고 그로부터 인간의 본성을 추출하는 것. 이것이 인류학적 참여 관찰의 목적이다. 문명과 접촉하지 않고 원형을 간직한 그들의 삶은 타임캡슐과도 같다. 이제 그 개봉 결과를 확인하자.

컬럼비아 주립 대학의 로렌 코데인Loren Cordain 교수는 인류학계에 보고된 229개의 수렵채집 부족들의 생활상을 꼼꼼히 비교했다. 이들은 하나같이 농사 대신 수렵채집이라는 원시적인 생활 방식을 고수하고 있었고, 식생활은 '동물성 식품 중심'으로 요약된다. 229개 부족 가운데 식단의 반 이상을 동물성 식품에 의존하는 부족 수는 133개, 절반에 조금 못 미치는 수준46퍼센트까지 늘려 잡으면 168개나 된다. 흥미로운 사실은 이누이트처럼 완전 육식식물성 식품 비중 5퍼센트 미만에 가까운 부족도 11개나 관찰됐는데, 완전 채식동물성 식품 비중 5퍼센트 미만 부족은 단 하나도 나오지 않았다는 것이다. 파푸아뉴기니 일대에 사냥 대신 채집 활동만 하는 부족들이 있었지만 이들을 비건으로 보기엔 무리가 따른다. '식인 풍습'을 따르기 때문이다. 결국 자연 상태의 인간은 본능적으로 채식을 한다는 주장들은 인류학적으로 검증 불가능한 낭설이었다. 다소 거친 요약이 되겠지만 인류는 육식에 가까운 잡식성으로 진화했고, 이것이 바로 우리가 찾는 다이어트의 핵심이다. 또한 구석기부터 오늘날까지 수렵채집인들의 식생활을 관통하는 패턴이기도 하다.

우리의 현주소

현대 한국인의 생활을 들여다보면 지금까지의 문제와 앞으로의 개선 방향이 한눈에 들어온다.[16] 2011년 현재 한국인의 '식품군별 일일 평균 섭취량 추이'를 보면 쏠림 현상이 심각하다. 식물성 식품군 79.7퍼센트, 동물성 식품군 20.3퍼센트로 지독할 정도로 식물성 식품 위주다. 세부 내역은 더 심각하다. 식물성 식품의 약 절반이 곡물, 전분류, 주류, 설탕과 조미료로 채워져 있다. 우리는 녹말 내지는 녹말보다 더한 설탕, 혹은 알코올을 주식 삼아 살아간다는 의미다.[17] 우리가 먹는 음식 소비량

한국인의 다소비 식품 순위

구분	전체(N=7,704)					남자(N=3,376)					여자(N=4,328)				
순위	식품명	섭취량(그램)	표준오차	섭취분율(퍼센트)	누적분율(퍼센트)	식품명	섭취량(그램)	표준오차	섭취분율(퍼센트)	누적분율(퍼센트)	식품명	섭취량(그램)	표준오차	섭취분율(퍼센트)	누적분율(퍼센트)
1	백미	186.1	2.1	12.6	12.6	백미	127.9	2.8	12.7	2.7	백미	154.3	2.4	12.4	12.4
2	우유	80.6	2.8	5.4	18.0	맥주	96.6	10.9	5.6	18.3	우유	74.0	2.9	6.0	18.4
3	김치·배추김치	68.6	1.7	4.6	22.6	우유	87.2	4.1	5.1	23.4	김치·배추김치	51.9	1.4	4.2	22.5
4	맥주	63.6	6.0	4.4	26.9	김치·배추김치	85.3	2.5	5.0	28.3	귤	34.5	4.1	2.8	25.3
5	소주	35.5	2.6	2.4	29.3	소주	65.3	5.2	3.8	32.1	사과	31.1	1.8	2.5	27.8

의 순위를 매긴 다소비 식품 순위[18]를 살펴보자. 상위 다섯 개를 녹말^{백미}, 나트륨^{김치}, 알코올^{맥주, 소주}이 장악하고 있다.

노파심에 일러두지만 우유가 순위에 든 것을 오해하면 곤란하다. 이 통계는 '만 1세 이상의 전체 연령'을 대상으로 작성됐다. 우유가 주식인 영유아까지 포함시켜 나타난 착시일 뿐, 성인들의 영양 불균형은 몹시 심각한 상태다. 뒤집어 생각하면 술을 마시지 않는 어린아이들까지 포함된 통계인데, 김치 다음으로 많이 먹는 음식이 '술'이라는 무서운 결론이 나온다. 문제점이 너무 선명해서 굳이 구석기 인류나 수렵채집 부족의 모범 사례까지 갈 필요도 없어 보인다. 결국 거듭 강조해 온 사실이지만 '얼마나 먹느냐'는 그다지 중요한 문제가 아니다. 억지로 스트레스 받아 가며 먹는 양을 줄여도 죄다 지방으로 쌓인다면, 고생은 고생대로 하고 상처만 남는다. 반대로 평소처럼 먹어도 모조리 태워 없앨 수 있다면 오히려 살은 빠진다. 따라서 다이어트의 첫걸음은 식사량 조절이 아니라 영양 성분비를 바꾸는 것이다. 일단 식단에서 녹말의 비중을 최대한 줄여야 한다. '밥알'이라고 예외는 없다. 다음 순서는 단백질, 특히 동물성 단백질이 차지하는 비중을 가능한 한 최대로 끌어올려야 한다. 그러나 이 두 가지 정보를 조합해 '저탄수, 고단백'이라는 결론에서 멈추면 안 된다. 물론 녹말을 줄이고 단백질 섭취를 늘리면 고봉밥에 김치, 소주와 맥주를 주식으로 삼던 때보다 상대적인 저탄수, 고단백 식단으로 변모하는 것도 사실이다. 그러나 우리의 목표는 '탄수화물 섭취량만 제한하면 그밖에는 뭐든지'라는 식의 저탄수 다이어트가 아니다. 녹말 섭취량을 줄이는 것은 몸에 들어가는 탄수화물들의 '성질'을 바꾸려는 시도지 '양'을 줄이기 위한 수단이 아니다. 저탄수, 고단백은 우리가 다이어트의 이상향을 찾는 과정에서 지나치는 일종의 경유지일 뿐, 최종 목표 지점이 아니다.

저탄수, 고단백 식단은 현재 일반적인 한국인의 식습관에 대한 '안티테제antithèse'다. 그러나 자기 스스로 또 하나의 주체가 되기보다 무언가의 그림자로 존재한다는 한계 역시 분명하다. 단순히 3대 영양소 구성비를 조절하는 1차원적인 시도 이상의 세심한 변화가 이루어질 때 다이어트의 '진테제synthèse'가 성립할 것이다. 결국 '얼마나 먹느냐'보다 더 중요한 문제는 '어떻게 먹느냐'고 이보다 더 근원적인 문제는 '무엇을 먹느냐'에 달려 있다. 이제 남은 작업은 무엇을 먹느냐 하는 문제에 대해 더 바닥까지 내려가 살펴보는 것이다.

큰 그림과 작은 그림

원시의 청사진과 우리의 현주소를 번갈아 살펴보면 큰 그림이 보일 것이다. 식단에서 동물성 식품의 비중은 늘리고, 식물성 식품 가운데 특히 곡물이 차지하는 비중을 줄인다. 그러나 대략적인 방향 짐작만 할 수 있을 뿐, 구체적인 답은 아직 흐릿하다. 동물성 식품에 필수 불가결하게 따라붙는 동물성 지방은 괜찮을까? 식물성 식품도 곡류, 채소류, 과일류, 콩류, 식물성 유지류에 이르기까지 다양한 분류가 존재한다. 그런데 무작정 먹어도 괜찮을까? 이들을 단순한 3대 영양소 표기법에 따라 환산한 뒤 이리저리 끼워 맞추는 환원론적 시도는 금방 한계에 직면한다. 원심 분리기와 전자저울을 끼고 살지 않는 이상 정확도는 떨어지고 현실성도 부족하다. 결국 3대 영양소 비율 계산은 칼로리 계산과 같은 또 하나의 숫자 놀음이 된다. 동물성 지방은 얼마나 먹어야 하는가? 식물성 지방은 무조건 옳은가? 미네랄과 같은 각종 미량 영양소, 식이 섬유, 식품 첨가물 문제에 이르기까지 넘어야 할 고개는 많은데 이런 식으로는 영원히 끝을 볼 수 없다. 여기서 잠시 과학의 이름을 빌어 모든 걸 분자 단위로 쪼갠 뒤 전시하려는 욕망을 억눌러야 한다. 먹는 행위는 그보다 단순하면서 원초적인 일이다. 보다 직관적인 '시간과 역사의 검증'을 통해 고비를 넘어 보자.

저지방 도그마

원시의 청사진을 따라 과감히 동물성 식품 섭취를 늘리려 해도 동물성 지방 탓에 주저하게 된다. 육류, 유제품, 계란, 어떤 형태든 동물성 식품에는 동물성 지방이 따라온다. 그리고 대중의 뇌리엔 '동물성 지방은 위험하다'는 편견이 뿌리 깊이 박혀 있다. 지금으로부터 약 60년 전, 바로 이곳 한반도에서 발발한 의외의 사건에서 싹튼 '저지방 도그마'의 교리다.

한국 전쟁은 한국 현대사의 교차점인 동시에 세계 보건계의 전환점이기도 했다. 전쟁 중 미군 전사자들의 유해 2000여 구를 검안한 병리학자들은 깜짝 놀랄 만한 결과를 들고 왔다. 징집 과정에선 별다른 건강 이상이 확인되지 않았던 장병들을 부검하자, 과반이 동맥 경화 초기 증상을 보였다.[19] 젊은 남성 태반이 잠재적 심장병 환자라니. 이것은 미국 국민 건강 전반에 구멍이 뚫렸다는 뜻으로 받아들여졌다. 발등에 불이 떨어진 보건 당국은 문제의 원인을 찾기 위해 동분서주했고, 콜레스테롤 섭취가 사태의 원흉이라는 결론을 내렸다. 이때부터 지방을 많이 먹어 혈관에 기름이 낀다는 지질가설The lipid hypothesis이 온 세상에 퍼져 나갔다.

1956년 미네소타 대학의 얀셀 키스Ancel Keys 박사는 미국을 비롯한 7개국에서 지질가설이 적중했다며 콜레스테롤을 건강의 적으로 선포했다. 허나 연구의 이면에 발표에서 제외된 15개 국가의 통계도 있었다는 사실에 대해선 쉬쉬했다. 입맛에 맞는 자료만 취사선택한 엉터리라는 반박이제기됐지만 프레밍험 심장 연구*를 비롯한 다른 후속 연구들과 연합 전선을 구축하면서 지질가설은 주류로 올라섰다. 그리하여 비만과 심장병을 지방 탓으로 돌리는 대대적인 지방 탄압이 시작됐다. 그러나 이미 알고 있듯이 지방 없는 삶이란 저녁이 없는 삶만큼이나 팍팍하다. 입에 맞지 않는 끔찍한 식단을 유지해도 건강 지표는 개선되지 않았다. 힘들고 효과 없는 무지방 식단의 이중고를 참다못한 이들은 결국 교리를 수정하기에 이른다. 지방도 필수 영양소인데 아예 안 먹고 살 수 있겠나, 지방이라고 무조건 나쁜 물질은 아닐 것이다. 그리하여 '나쁜 지방'이 따로 있다는 진영 논리가 시작됐다. 첫 번째 퇴출 대상으로 동물성 지방이 지목됐다. 동물성 지방에 다량 함유된 포화 지방은 분자 구조상 유동성이 부족해 상온에서 고체로 존재하며 혈관 벽에 들러붙는다. 그래 문제는 동물성 지방이었어! 그리하여 버터, 소고기 스테이크, 우유를 비롯한 동물성 식품들은 '동맥 경화 유발자'라는 낙인이 찍혀 식탁 밖으로 추방됐다. 대신 식물성이라며 마가린이 득세했고 식용유로 애용됐던 우지(소기름)의 자리는 팜유를 비롯한 식물성 가공유들이 꿰찼다. 동물성 지방은 포화 지방이라 몸에 나쁘고 식물성 지방은 불포화 지방이라 몸에 좋다는 이분법적 도식이 한동안 세계를 지배했다. 그러나 식품 영양학자들이 뒤늦게 따져보니 꼭 그런 것만도 아니었다. 연어나 바다사자와 같은 해양 생물의

---

* Framingham Heart Study, 1948년부터 지금까지 3대에 걸쳐 1만 2000명이 넘는 조사 대상자를 토대로 한 미국에서 가장 거대한 심장병 연구 프로젝트. 지질가설을 지지하는 논문들을 많이 냈으며 연구는 지금도 현재 진행형이다.

기름은 동물성인데도 상온에서 액체 형태로 존재한다. 반대로 식물성 기름인데 포화 지방이며 상온에서 고체인 코코넛 오일 같은 청개구리도 존재한다. 결정적으로 여전히 미국의 비만과 심장병 관련 통계는 악화 일로였다. 진영 논리로도 별다른 효험을 보지 못한 저지방 원리주의자들에겐 새로운 희생양이 필요했다. 이번엔 트랜스 지방이 이교도로 지목됐다. 옳거니, 범인은 바로 너다. 자연 상태에선 존재하지 않는 변이 지방, 네가 바로 진짜 원흉이다! 영양학계에선 발 빠르게 트랜스 지방 일일 섭취 기준을 책정했고 기업들은 '트랜스 제로' 제품을 출시했다. 바로 그때 아마도 범인은 트랜스 지방이 아닐 수 있다는 새로운 의견이 등장했다. 트랜스 지방은 자연 상태에서도 존재하고 심지어 모유 안에도 포함되어 있었다. 라이코펜, 토코페롤, 공액리놀렌산CLA처럼 건강에 좋다는 '기능성 지방'들의 분자식이 트랜스 지방인 경우도 있었다. 이로써 저지방 원리주의자들은 일종의 아노미 상태에 빠지게 됐다. 그러니 다음 희생양이 정해지기만 한다면 언제든지 달려들어 할퀴고 물어뜯을 채비를 놓지 않고 있다.

옥수수의 역습

기름기를 부모의 원수처럼 여기던 저지방 원리주의자들이 우왕좌왕하는 사이 새로운 시선이 고개를 들기 시작했다. 앞서 「원시의 청사진」에서 살펴본 229개의 수렵채집 부족들의 식습관을 상기해 보자. 동물성 식품, 특히 동물성 지방까지 가리지 않고 먹던 부족들은 외려 심장병이나 당뇨 같은 대사 증후군을 모르고 살았다. 그중에서도 특히 완전 육식에 가까운 삶을 사는 부족, 북극의 이누이트^{에스키모} 이야기는 신기하기 그지없다. 1970년대 말, 두 명의 덴마크 의사*가 북극에서 놀라운 소식을 전해 왔다. 덴마크 북쪽 끄트머리 그린란드에서 10여 년간 이누이트 족 2600명을 진료한 결과 심혈관 질환으로 인한 사망자 수가 단 한 명도 없었다는 소식이었다. 동물성 지방을 가장 많이 먹는데 혈관은 가장 깨끗하다니! 기름을 먹어서 혈관에 기름 끼었다고 믿던 저지방주의자들이 결코 믿지 못할 일이 북극에선 펼쳐지고 있었다.

  대체 진실은 무엇인가? 진실은 다음과 같다. 말하자면 1950년대는 빅토리아 시대만큼이나 단선적인 시대였던 것이다. 학자들은 일방통행로를 세우거나 흑백 논리를 동원해 복잡한 문제를 간단히 해결하려 들었다. 그리하여 반세기 동안 콜레스테롤, 붉은 고기, 포화 지방, 트랜스 지방으로 옮겨 가며 용의자는 바뀌는데 범인은 잡히지 않는 꼬리 물기가 계속됐다. 애초에 범인은 그 안에 존재하지 않았다. 지금까지 저지방주의자들이 '과학적'이라며 늘어놓던 연구 결과보다 훨씬 명료하고 직관적인 사실을 이누이트들이 보여 줬다. 그러니까 과거엔 동물성 지방 섭취가 문제를 일으키지 않았다. 또한 우리와 동시대를 살아도 삶의 방식이 인간 본연

---

* 요른 다이어버그(Jørn Dyerberg)와 한스 올라프 뱅(Hans Olaf Bang)이다. 오늘날 우리가 혈액 순환 촉진제로 먹는 '오메가 3'는 시대를 앞서간 이 두 사람의 연구 덕이다.

의 모습에 가까운 수렵채집들도 마찬가지다. 그렇다면 그들이 무엇을 먹는지, 어떻게 생활하는지 '현대인과' 비교, 분석하는 게 바른 순서 아니겠나. 지방 공포증에 사로잡힌 저지방주의자들은 잘못된 가정에서 출발해 가장 중요한 사실을 놓쳤던 게다. 바로 우리가 먹는 고기와 '그때 그 사람들이 먹었던 고기는 같은 고기가 아니다'라는 사실이다. 농경과 문명이 시작되자 살찌고 건강을 잃은 건 사람들만의 이야기가 아니다. 소는 소다움을 잃었고 닭은 닭다움을 잃었다. 풀을 소화시키기 위해 네 개의 위와 구불구불한 장을 진화시킨 소가 가축으로 편입되면서 옥수수와 보리를 비롯한 곡물을 먹게 되었다. 사람뿐 아니라 동물까지 녹말을 주식으로 삼는 시대가 열린 것이다. 목장과 초원에서 뛰놀던 소를 비육장 feedlot에 가둬 움직임을 제한하고, 곡물 사료 grainfeed를 먹여 억지로 살찌우는 '선진 영농'이 보급됐다. 이렇게 인간의 손에 비육된 소들은 사람으로 치면 비만, 고혈압, 고지혈증과 같은 대사 증후군에 걸린 상태로 식탁에 오른다. 그리고 우리는 이 병든 고기를 '마블링이 돋보이는 투 플러스 1등급 고기'라고 칭송하며 웃돈을 주고 먹는다. 그러나 소다움을 잃은 병든 소들의 고기는 다시 인간을 위협하는 부메랑이 되어 돌아온다.

잊을 만하면 다시 소고기 파동을 주도하는 O-157 대장균. 사람들은 이를 '삶아 먹으면 되는' 위생 문제로 오해하고 있다. 그러나 이들 변종 대장균은 1982년에 와서야 처음 발견된 돌연변이라는 사실에 주목해야 한다. 풀을 먹는 소들은 본래 O-157에 감염될 위험 자체가 없다. 그러나 풀을 먹도록 진화한 소들에게 억지로 옥수수 사료를 먹이자 강한 위산

분비가 시작됐다. 여기에 내성을 가진 슈퍼 박테리아가 발생했으니, 그것이 바로 O-157이었다. 도축장 위생 관리나 냉장 시설 노후화는 슈퍼 박테리아의 확산을 돕는 부차적인 사안일 뿐, 1차적인 원인은 곡물을 먹였기 때문이다.

O-157보다 더한 '우주적 공포'를 낳은 광우병 역시 같은 맥락에서 풀이될 수 있다. 비용이 절감된다는 이유로 사람들은 '소에게 소를 먹이는 미친 짓'을 해 왔다. 소를 해체하고 남은 부산물뼈, 내장을 갈아서 고형으로 만든 뒤 소에게 다시 먹인 것이다. 풀을 먹어야 할 소에게 죽은 소를 갈아 먹여 발생한 병이 광우병이다. 죽은 소로 만든 이들 동물성 사료를 통칭 '육골분 사료'라 부른다. 문제는 공론화 이전까지 영미권에선 이를 '곡물 사료의 일종'으로 분류해 아무런 규제 없이 소들에게 먹여 왔다는 사실이다. 소뿐만 아니라 돼지, 가금류, 어류에 이르기까지 우리가 접하는 대부분의 동물성 식품들이 이런 생산성의 논리에 입각해 키워진다. 이렇게 식탁에 오르는 고기는 이제 식품이라기보다 제품에 가깝다. 문명이 길러 낸 병든 소와 자연에서 풀을 뜯고 자란 과거의 소는 분명 다르다.

우리 건강은 우리가 먹은 것들의 건강과 밀접한 연관을 맺고 있다. 일례로 자연적 환경에서 본성에 충실한 삶을 산 동물들은 쉽게 살찌지 않는다. 세렝게티 초원에 비만 사자가 없다는 사실을 다시 한 번 명심하자. 따라서 자연산일수록 기름기가 적고 근육질에 가까워 고기는 질기고 맛은 없지만 건강에는 좋다. 더 나아가 단순히 기름지다, 담백하다의 문제를 뛰어넘어 화학적 성분 자체가 변한다는 사실에 주목하자. 무엇을 먹느냐에 따라 가축의 체지방률뿐만 아니라 체지방의 성질 자체가 변한다. 여기에 선뜻 동의하지 못하고 의문을 가지는 이들도 있다. 자연산과 양식의 본질적 차이는 없으며, 유기농이나 자연주의는 상품을 비싸게 팔기 위한 상술이라며 의심한다. '뱃속으로 들어가면 다 똑같아진다', '원자력이든 수력이든 거기서 나온 전기는 똑같다. 마찬가지로 건초를 먹였든 사료를 먹였든 소에서 짰으면 다 똑같은 우유다'라는 식의 거친 비유가 이어진다. 그러나 이는 생명을 증기 기관 취급하던 19세기 사람들이나 할 법한 착각이다. '깨끗한 재료'를 찾는 건 막연한 신비주의나 상업주의의 발로가 아니다. 임상적 효과는 있는데 기전은 설명하기 어려운 그 무엇도 아니다. 저지방주의자들이 좋아할 만한 일명 '과학적' 연구 결과로도 설명될 수 있는 명백한 사실이다. 그 대표적인 원리가 '오메가 3와 오메가 6의 균형'이다. 오메가 3는 저지방주의자들이 '혈액 순환을 돕고 성인병을 예방한다'며 열광하는 이른바 '착한 지방산'이다. 생선 기름을 가공해서 얻거나 견과류를 통해서 보충하는 줄로만 알았던 오메가 3가 동물성 지방에서도 발견된다면, 다들 금시초문이라 할 것이다. 그러나 오메가 3는 소고기, 돼지고기, 우유, 계란 할 것 없이 동물성 지방에도 줄곧 함유되어 있었다. 단, 인위적인 환경에서 곡물 비육된 가축들의 지방질에선 그 함량이 오메가 6에 비해 100분의 1 이하로 떨어질 정도로 양이 미미해, 사실상 없는 것으로 취급했을 뿐이다. 그러나 초지에서 스스로 풀을 뜯고 자란 방목우, 방사란의 경우는 오메가 6와 오메가 3의 함량 비율이 1:1에 근접한다. 좋은 지방의 기준을 동물성, 식물성, 포화, 불포화 등의 기준으로 나누려던 시도 자체가 잘못이었다. '깨끗하게' 자란 재료라면 동물성 지방 섭취를 두려워할 필요가 없다. 이누이트들이 동물성 식품에 전적으로 의존하면서 건강할 수 있었던 이유는 그 고기가 깨끗한 고기였기 때문이다. 탄수화물과 단백질 비율을 계산하고 동물성 지방이냐 식물성 지방이냐를 따지는 건 그다음 일이다. 문제는 '무엇을 먹느냐'에 있었는데 '어떻게 먹느냐'만 붙잡고 있었으니 해결될 리 만무했던 게다. 현대 사회에 창궐한 비만과 대사 증후군에 맞서는 가장 근본적인 해결책은 식재료 선택에 달려 있다. 자연에 가까운 깨끗한 섭생이 가장 정확한 답이다.

미친 농부의 순전한 기쁨

궁극의 다이어트는 야생에 가까운 인류 본연의 식성을 복원하는 것이다. 표면적 차이는 동물성 식품과 식물성 식품의 균형, 곡물 위주의 편향된 식습관 개선이었다. 그리고 그 밑에 숨은 진짜 의미는 '깨끗한 섭생'에 있었다. 인간뿐만 아니라 인간을 둘러싼 동식물까지 자연에 가까운 모습일 때 가장 건강하다. 그렇게 얻어진 '깨끗한 재료'라면 동물성 지방도 콜레스테롤 걱정 없이 섭취할 수 있고, 배부르게 먹어도 비만이나 당뇨 걱정이 없다. 본디 야생에서 모든 생명체는 배부르게 먹는 법이다. 농경과 산업화를 거치면서 인류가 급격히 뚱뚱해진 이유는 배부르게 먹어서가 아니다. 정확하게 말하자면 잘못된 재료를 배부르게 먹어서다. 큰 그림을 놓고 봤을 때 현재 인류는 고양이들과 비슷한 상황에 처해 있다. 생식하던 시절의 습관대로 사료를 먹다가 살찐 고양이들 말이다. 마찬가지로 인류 역시 수렵과 채집을 하던 시절에 설정해 놓은 식욕에 맞춰 농경이 낳은 녹말, 산업이 발명한 설탕, 그리고 탐욕이 기른 곡물 비육우를 먹어서 살찌고 있다. 이러한 진실을 깨달은 해외의 다이어터들 가운데 일부는 '스트릭트 팔레오 Strict Paleo'의 깃발 아래 재료 선별에 광적으로 몰두하기도 한다. 구석기 수렵채집인의 식사를 완벽하게 재현하기 위해 그들은 선택한 방법은 사냥이다. 엘크나 바이슨, 멧돼지, 철새를 비롯한 각종 야생의 유제류, 가금류를 직접 사냥하고 거기서 고기를 취한다. 채소나 과일은 순수 유기농이나 자연산만 섭취한다. 현시점에서는 원시의 청사진에 가장 근접한 다이어트라 평가할 수 있겠지만, '콘크리트 정글' 속에 사는 우리가 따라 걷기엔 현실적으로 무리가 따른다. 그래서 우리는 타협책으로 조금 덜 엄격한 기준에 맞춰 재료를 고르되 비율과 식사량 조절에 조금 더 신경 쓰기로 한다. '무엇을 먹느냐'를 양보하는 대신 '얼마나 어떻게 먹느냐'로 만회하는 것이다.

그렇다면 시중에서 돈으로 살 수 있는 재료 가운데 최대한 팔레오에 가까운 식자재를 찾아보자. 이미 해외에선 '목초 비육 grass-fed', '목초 기반 농법 pasture-based', '순환 농법' 등의 방식으로 생산된 식자재들이 나름의 시장을 구축한 상태다.

국내에 '미친 농부'라는 별명으로 여러 차례 소개된 조엘 샐러틴의 폴리페이스 농장Polyface Farm이 특히 모범적이다. 농장의 이름에서부터 조엘의 독특한 철학이 묻어난다.

폴리페이스를 직역하면 '여러 개poly의 면face'이 모였다는 뜻이다. 홀로 선 인간은 스스로를 하나의 점이라 착각한다. 그러나 주위를 둘러보면 수없이 많은 점들이 모여 하나의 선을 이루고 있다. 선은 다시 면의 일부분이 된다. 이제 면들이 모여 관계를 맺을 때 비로소 입체적인 공간이 형성된다. 폴리페이스란 결국 공간을 뜻하며 '모든 것은 서로 연결되어 있다'는 의미다. 생태계라는 입체적 공간 안에서 인간 역시 다른 종들과 관계를 맺고 이를 통해 자기 자신의 위치를 확인한다.

이런 철학을 품은 폴리페이스 농장은 생산성이라는 단선적인 목표 대신 관계와 순환을 화두 삼아 돌아간다. 그래서 사람들은 이곳을 '세렝게티 초원을 닮은 농장'이라 부른다. 농장 안에는 소, 돼지, 토끼, 닭들이 서로 뒤섞여 살아간다. 풀이 자라나면 풀을 쫓아 소가 움직이고, 소가 남긴 배설물을 거름 삼아 다시 풀이 자란다. 풀이 무성한 자리엔 벌레가 모여들고, 벌레를 먹기 위해 닭이 온다. 닭이 벌레를 잡아먹은 자리엔 풀이 번성하고, 다시 풀을 뜯기 위해 소 떼가 모인다. 방목, 초식, 태양, 순환이라는 주제로 요약되는 자신의 농장을 바라보는 농장주 조엘의 변은 이러하다.

"닭들은 달걀 낳는 기계가 아닙니다. 아름다운 농장에서 나와 함께 일하는 동료들입니다."

스스로를 미친 농부라고 소개하는 조엘의 농장에서 나온 우유, 달걀,

고기는 모두 지역 사회 안에서 소비된다. 그의 물건을 사기 위해 100마일 밖에서 일부러 찾아오는 단골들까지 즐비할 지경이다. 이처럼 깨끗하게 자란 동물성 식품이 우리가 찾을 수 있는 적절한 타협안이다.

무엇을 먹을 것인가?

이제 우리 주변에서 깨끗한 먹을거리를 찾아보자. 쇠고기로 치자면 미국산은 물론 한우 역시 적절한 선택이 아니다. 대한민국의 폐쇄적 민족주의는 한우를 신성시하는 경향이 있다. '투뿔1++', '원뿔1+', '1등급'으로 구분되는 한우 등급은 순전히 '마블링근육 내 지방 함량'에 따라 결정된다. 그러나 이는 맛의 등급일 뿐 건강이나 안전과는 아무 연관이 없다. 우리는 미국과 캐나다를 비롯한 북미를 놓고 광우병 취약 지구라 혀를 차지만, 한국은 WHO의 광우병 감시국에 가입조차 못했다는 불편한 진실은 애써 외면한다. 말하자면 한우는 건강과 안전을 포기하는 대가로 맛을 선택한 고기다. 인위적으로 새하얀 마블링을 만들기 위해 강피 사료*를 먹인 한우는 항생제와 성장 호르몬 규제도 받지 않는다. 그런데 '신토불이'기 때문에 무조건 건강에 좋을 것이라고 믿는다면 크게 오해한 것이다. 이 지점에서 호주와 뉴질랜드산 쇠고기의 장점이 돋보인다. 별도의 대륙

---

* 겨, 귀리 등으로 이루어진 사료. 장복 시 소의 영향 불균형을 초래한다.

으로 분류될 정도로 넓은 땅을 가진 호주의 육류 비육 방식은 오랫동안 전형적인 목초 비육이었다. 미국식 비육장에 소를 가두지 않고 초지에 방목하는 형식으로 자란 소들은 기본적으로 풀을 먹고 큰다. 가두지 않기 때문에 활동량도 많아 근육질의 탄탄한 몸매를 가지고 있다. 광우병 파동과 곡물 비육의 문제점이 널리 알려지면서 호주산 쇠고기에 대한 인식이 호전된 것은 그나마 다행스러운 일이다. 하지만 문제는 마블링에 탐닉해 온 우리의 습벽 때문에 호주 쪽의 움직임이 변하고 있다는 데 있다. 일본과 한국 시장에서 호주산 육우 소비가 부진함을 확인한 호주 농민들이 곡물 비육으로 사육 방식을 전환하는 중이다. 2005년 한국농촌경제연구원에서 발표한 호주 목축업에 대한 보고서에 따르면, 호주 축산업자들이 한국과 일본 수출품에 한해서 출하 3개월을 전후해 소를 가두고 억지로 곡물 사료를 먹이는 과정을 추가해 경쟁력을 키우고 있다 한다. 이 때문에 이제 호주나 뉴질랜드산 쇠고기라도 절대적으로 신뢰할 수 없는 상황이 되었다. 그래도 여전히 목초 비육우들이 수입되고 있으니 한우나 미국산에 비하면 훨씬 자연에 가까운 고기임에 틀림없다.

가금류의 경우는 조금 희망적이다. 토종닭 선호 풍조에 힘입어 '닭장에 가두지 않고 마당에 놓아기른 닭'을 쉽게 구할 수 있다. 살이 질긴 노계를 토종닭이라며 팔아 치우는 불량업자들이 심심찮게 적발될 정도로 토종닭에 대한 상업적 수효는 크다. 덕분에 '한협 3호'나 '우리 맛 닭'같은 이름으로 품종 관리나 자체적 브랜드 개발까지 이루어져 비교적 쉽게 깨끗한 닭을 구할 수 있다. 밀집 사육장에서 4주 만에 속성 비육되는 육계와 품종, 사료, 생육 환경에 이르기까지 차별화되기 때문에 토종닭은 깨끗한 섭생을 위한 좋은 선택이다. 더불어 토종닭과 함께 쌍을 이루는 '자연 방사 유정란'도 국내에 성공적으로 정착된 깨끗한 재료 가운데 하나다. 일반 란에 비해 조금 비싸지만 전국 어디에서나 쉽게 구매할 수 있는 동물성 식품이다.

어류 역시 같은 논리에 입각해서 고른다. 양식과 자연산이 동시에 존재하는 어종이라면 당연히 자연산을 고른다. 일례로 국내에 수입되는 연어 가운데 노르웨이나 칠레산 양식 연어는 따로 기름을 두를 필요가 없을 정도로 기름지다. 그러나 같은 연어라도 러시아산 사카이 연어나 알래스카 핑크 연어는 같은 어종이 맞나 싶을 정도로 살이 단단하고 기름기가 적다. 오메가 3 함량을 비롯한 영양 면에서 자연산이 압도적인 것은 두말할 필요가 없다. 사실 어로 행위는 현대 문명사회에서 인류가 거의 유일하게 지속 중인 '수렵채집 행위'로도 풀이 될 수 있다. 양식 어종 이외의 어패류는 전부 자연산인 셈이다. 어류뿐 아니라 갯벌에서 채취되는 각종 조개류, 두족류, 갑각류도 공통적으로 해당된다. 왜 수많은 문화권에서 해산물을 줄곧 건강식으로 꼽는지 자연히 이해가 될 것이다. 이처럼 자연에 가까운 식재료를 찾는다는 큰 원칙을 세우고 먹을거리를 찾아보면 스스로 깨끗한 먹거리를 찾을 수 있는 안목이 생길 것이다.

우리는 지금까지 얼마나 먹느냐, 어떻게 먹느냐, 무엇을 먹느냐에 대한 해결책을 차례로 알아보았다. 이제 '원시의 청사진'을 완전히 깨달았다고 생각하고 있을지 모른다. 하지만 이게 끝은 아니다. 어쩌면 가장 중요하다고도 할 수 있는 가장 큰 고비가 남아 있다. 구석기인들의 생활 습관에는 식습관만 있는 게 아니다. 우리와 그들의 가장 결정적인 차이를 아직 설명하지 않았다. 다이어트는 단순한 식이 조절이 아닌 총체적 생활 습관의 변화라고 하지 않았던가. 우리보다 훨씬 많이 움직여야 했던 구석기인들을 제대로 따라잡으려면 식습관뿐만 아니라 운동 습관까지 바꿔야 한다. 운동이 빠진 이보 다이어트는 그저 반쪽짜리일 뿐이다.

쉬어 가는 이야기 09
단백질 중독과 황제 다이어트 Atkins Diet

 구석기 식단이 동물성 식품 위주였다는 사실은 분명하다. 그러나 이를 소위 '황제 다이어트'로 통하는 '저탄수, 고단백 다이어트'와 혼동하면 곤란하다. 사실 저탄수 다이어트 Low Carbo Diet 는 의외로 유구한 역사와 전통을 갖고 있다. 가장 오래된 저탄수 다이어트에 대한 기록은 150년 전으로 거슬러 올라간다. 1863년, 영국에서 밴팅이라는 장의사가 일약 베스트셀러 작가로 등극한다. 밴팅은 허리를 숙이고 신발 끈을 묶기조차 힘들 정도로 뚱뚱했는데, 친구의 조언을 듣고 38주 만에 16킬로그램을 빼는 '폭풍 다이어트'에 성공했다. 이 경험을 책으로 써서 8개월 만에 5만부를 팔아 치웠고, 사후에도 12쇄까지 찍어 내는 스테디셀러가 되었다. 밴팅의 다이어트를 도운 친구의 정체는 윌리엄 하비라는 외과 의사였다. 그의 다이어트 법은 간단했다.
 "빵, 버터, 맥주, 감자, 설탕만 뚝 끊고 스테이크나 계란은 맘껏 먹어 봐!"
 하비가 밴팅에게 권한 건 전형적인 저탄수, 고단백 다이어트 식단이었다. 하비 박사는 파리에서 의대생으로 유학하던 시절에 농장에서 가축 살찌우는 방법을 우연히 배웠다. 당시 농부들은 경험적으로 건초보다 곡물이 가축을 살찌운다는 사실을 익히 알고 있었고, 이를 토대로 가축을 살찌우기 위해 사카린과 녹말을 먹이는 영농법이 유행이었다(사실 지금도 축산업계의 사정은 똑같다. 단지 사카린이 항생제로 바뀌었을 뿐). 하비는 이를 뒤집어 저탄수, 고단백 식이 요법이라면 살이 빠지지 않을까라는 가설을 세우고 뚱뚱보 친구 밴팅에게 소위 임상 실험을 해 본 것이다. 그리고 결과는 앞에서 설명했다시피 성공적이었다. 하비와 밴팅의 다이어트 기술은 이후 100여 년 가까이 입소문으로 전해지다 미국의 영양학자 앳킨스 박사Robert Atkins의 손에서 우리가 아는 '황제 다이어트'로 거듭났다. 앳킨스 박사는 2003년 낙상 사고로 고인이 되셨지만 사후에도 여전히 지지자와 반대자들 사이의 첨예한 대립을 부르는 저탄수, 고단백 다이어트의 대표 주자다. 과연 그의 방법은 옳았을까?

조난과 기아 같은 극한 상황에서 강제로 저탄수, 고단백 다이어트를 해야만 했던 사람들의 기록에서 단서를 찾아보자. 진화론의 아버지 찰스 다윈Charles Darwin은 비글호 항해 도중 기묘한 체험을 했다. 아르헨티나에서 다윈 일행은 비스킷이 떨어진 관계로 일주일 가까이 고기만 먹게 된다. 그러나 아무리 먹어도 채워지지 않는 공허한 기분과 무기력증으로 고생하고, 후에 다윈은 동료인 리처드슨과 이 증세를 놓고 토론한다. 그리고 '아르헨티나의 목동인 가우초들 역시 거의 고기만 먹고 사는데 이런 증세를 겪지 않는다. 아마도 이들이 살코기보다 기름진 부위를 즐겨 먹기 때문인 것으로 보인다'는 흥미로운 결론을 내린다. 다윈은 이렇게 일주일 만에 육식 체험을 마무리 지었지만 캐나다의 오지 탐험가 빌흐잘무르 스테파운손Vilhjalmur Stefansson의 경우는 사정이 몹시 심각했다. 북극 원정 길에 조난당한 그의 탐험대는 25명 가운데 19명이 죽고 6명만 살아남았다. 물론 그들 수중에 먹을거리가 아예 없던 건 아니었다. 그러나 얼어붙은 극지에서 식물성 식품은 눈을 씻고 찾아도 없었고 그들은 전적으로 사냥에 의존했다. 그마저도 없을 땐 먼저 죽은 동료들의 인육을 가지고 버텼다. 그런데 시간이 지나면서 탐험 대원들은 구토, 메스꺼움, 전신 무기력증을 호소하며 하나둘씩 죽어 갔다. 도대체 이유가 뭘까? 스테파운손은 구사일생으로 생환한 뒤 당시의 극한 상황을 회고하며 의미심장한 추리를 남겼다.

이누이트들도 풀 한 포기 없는 극지방에서 평생 동물성 식품만 먹고 산다. 그러나 이들은 우리와 같은 문제를 겪지 않았다. 아마도 바다표범이나 고래의 두터운 지방층을 즐겨 먹기 때문인 것으로 보인다. 그러나 당시 우리에겐 이런 기름진 고기를 구할 길이 없었다. 특히 오래 굶어 몸에 체지방이 부족한 상태로 죽은 동료들의 사체를 먹자 악순환이 시작됐다. 기름기 없는 고기를 먹어서 야위어 죽고, 그 야윈 사체를 먹고, 그래서 다시 죽고. 이것은 북미 인디언들 사이에서 전해지는 토끼 기아 증상과 몹시 유사했다……[20]

다윈의 기묘한 모험과 스테파운손 탐험대의 참극은 일명 '토끼 기아

'rabbit starvation'로 불리는 단백질 중독의 결과였다. 북미 대륙의 선주민들은 이를 경험에서 알고 있었다. 건기가 찾아오면 먹을 만한 풀과 열매는 줄어들고 사냥감도 토끼 같은 몇몇 종으로 한정된다. 그런데 토끼 고기는 아무리 먹어도 배고픔이 해결되지 않는다. 고기를 먹을수록 점차 야위고 심하면 죽는 사람도 나왔다. 선주민들은 이런 현상을 토끼 기아라 부르며 건기에도 다양한 사냥감을 찾으라고 자손들에게 가르쳤다. 다윈과 스테파운손이 겪은 문제가 바로 이것이었다.

인체의 단백질 대사 능력에는 한계가 존재한다. 80킬로그램 정도의 건장한 성인 남자를 기준으로 하루 285~365그램 선이다. 만약 탄수화물이나 지방을 완전히 배제하고 순수 단백질로만 구성된 식사를 고집하면 저혈당, 구토, 현기증을 비롯한 중독 증상이 나타난다. 믿기 어렵다면 30분 만에 토끼 기아를 직접 체험할 수 있는 간단한 임상 실험이 있다. 해산물이 그득한 해산물 뷔페에서 30분 동안 오징어, 문어, 바닷가재, 킹 크랩, 새우 같은 '해물 찜'만 실컷 먹어 본다. 양념이나 음료수 없이 해물만 먹는 게 포인트다. 그렇게 30분이면 구토가 밀려들기에 충분한 시간이다. 각종 갑각류게, 가재나 두족류오징어, 문어는 지방질이 거의 없는 순수 단백질 식품이라 아무런 조미 없이 먹다 보면 이런 단백질 중독을 유발하기 딱 좋다. 흔히들 '입에 물린다'고 표현하지만 이는 사실 몸의 방어 반응이다. 그래서 우리 몸은 단백질 중독을 피하기 위해 본능적으로 버터 구이지방 첨가나 칠리소스탄수화물 첨가에 끌리는 것이다. 이 토끼 기아는 시중에 유행하는 저탄수, 고단백 다이어트 방법론에 대한 자연의 경고이기도 하다. 물론 저탄수, 고단백 다이어트를 시도한다고 당장 죽을 고비에 처하진 않을 게다. 토끼 기아나 스테팬슨 탐험대의 경우는 '무탄수화물'에 가까운 극단적인 사례다. 탄수화물 섭취를 줄여도 일단은 몸이 에너지로 쓸 포도당을 스스로 만들어 내기는 한다. 몸에 쌓인 체지방이나 섭취한 단백질을 '쪼개서' 포도당으로 전환시켜 뇌로 보낸다. 이 과정에서 체지방 분해가 일어나고 살이 빠진다. 이를 '당 신생 과정 GNG'라 하는데 주로 간에서 담당한다. 그래서 황제 다이어트를 실시하면 일단 살은 빠지는 것이다.

그런데 문제는 이런 기쁜 일이 장기적으로 유지될 수 있는가에 있다. 그리고 바로 이것이 앳킨스 박사 사후 10년 넘도록 이어지는 논란의 핵심이다. 지지자들은 앞서 말한 '고기만 먹고 사는 이누이트'들을 예로 들며 자신들에게 아무런 문제가 없다고 주장한다. 그러나 전통적인 영양학자나 생리학자들은 당 신생 과정은 기아를 염두에 두고 몸이 진화 과정에서 발전시킨 일종의 비상 장치이며 장기적으로 이용하면 부작용이 염려된다고 경고한다. GNG 과정에서 생성된 지방의 분해 산물인 케톤체가 일종의 노폐물로 체내에 쌓일 수도 있다. 또한 뇌로 원활한 포도당이 공급되지 않아 현기증, 무력감, 두통 증세를 보일 수 있다. 여기에 대해선 앳킨스 지지자들 역시 인정하며 이것이 감기 증세와 비슷하다는 이유로 인덕션 플루 Induction Flu라고 부르기도 한다. 물론 앳킨스 다이어트 시작 초기에 몸이 제대로 적응하지 못해 일어나는 일시적인 거부 반응이라며 한 이삼 일만 견디면 사라지니 걱정하지 말라는 이야기를 덧붙이면서 말이다.

아마 이들 논란에 대한 정답은 '당신 체질에 달려 있다'가 될 것이다. 그린란드의 이누이트처럼 평생 고기만 먹고도 멀쩡한 사람들도 있는가 하면 앳킨스 다이어트를 시작했다가 인덕션 플루를 견디지 못하고 며칠 만에 주저앉는 사람들도 많다. 그리고 스테파운손 탐험대나 아메리카 선주민들처럼 극단적인 무탄수, 고단백 상황에 처하면 사람은 죽는다. 과연 당신의 체질은 어느 쪽일까? 결국 황제 다이어트는 어느 정도 운에 맡길 수밖에 없는 문제다.

황제 다이어트

평점 ★★★☆☆

효과는 확실한데 장기 지속이 어렵고 개인차가 존재한다는 점에서 한계가 명확하다.

쉬어 가는 이야기 10
간헐적 단식? 칼로리 제한!

몇 년 전 '구석기인은 건강했다, 다이어트 하려면 구석기인처럼'이라고 말했다면 이상한 사람 취급당했을 거다. 그러나 요즘 나오는 다이어트 이론들은 하나같이 구석기인을 끌어들이지 못해서 안달이다. 최근 유행하는 '일일 1식'과 같은 '간헐적 단식Intermittent Fasting' 프로그램들도 그러하다. 이들 단식 프로그램도 문외한들의 귀에는 제법 솔깃하게 들릴 수 있는 주장을 펼치며 자신들이 구석기 이론의 일원임을 주장한다. 예를 들어 이런 식이다.

1. 구석기인의 주된 경제 활동은 사냥이었다.
2. 사냥은 낮 시간의 대부분을 차지하는 길고 고된 작업이다.
3. 따라서 낮 시간에는 제대로 된 식사를 할 수 없었다.
4. 그래서 사냥감을 가지고 돌아온 밤에 보금자리에서 제대로 된 식사를 했을 것이다.
5. 하지만 구석기에는 제대로 된 음식물 가공법이나 저장 시설이 없어서 음식을 남길 수 없었다.
6. 그러므로 모두 먹어치웠을 것이다.

결론: 인간의 몸은 하루 한 끼^{특히 밤}에 몰아서 먹는 게 자연스럽다.

이는 역사학에 비해 풍부한 학문적 상상력을 요구하는 고고학의 특성을 악용한 주장이다. 선사 시대를 주로 다루기에 문자 기록은 전무하고, 유물을 통한 추론이 중심이다 보니 다소 무리한 주장들이 펼쳐지게 된다. 영감으로 여백을 메꾸는 방법은 유용하긴 하지만 남용할 땐 그 부작용 또한 커서 늘 조심해야 한다. 아무튼 이 구석기인을 끌어들인 간헐적 단식법들은 제법 참신한 발상이지만 있는 그대로 받아들이기엔 조금 곤란하다. 구석기인들의 삶을 보존한 수렵채집인들의 일상을 직접 관찰해 보면 실제론 단식보다 '조금씩 자주 먹는 것'에 가깝다. 열매나 씨앗 같은 작물이 눈에 띄면 먹기도 하고, 냉장 시설이 없어도 건조식품이나 훈연을 통해 먹을거리를 저장하거나 휴대하기도 한다. 구석기인들과 우리들 지능에는 큰 차이가 없었다는 사실을 명심하자. 구석기인들이 일일 1식을 했을 거라는 주장은 그들의 지능과 환경 적응력을 과소평가한 일종의 소설에 가깝다.

'고대인 화석의 에나멜 결손', '식사 주기에 따른 호르몬 분비량 변화' 등 꽤 그럴싸해 보이는 근거들을 제시하지만 간헐적 단식법의 실체는 결국 '칼로리 제한법'이다. 굶어서 살을 빼는 가장 말초적인 식이 요법을 포장만 바꿔 내놓은 것이 바로 간헐적 단식이다. 매일 같이 3000킬로칼로리를 먹던 사람이 다이어트를 위해 식사량을 총 30퍼센트 줄이기로 했다고 치자. 그렇다면 삼시 세끼 1000킬로칼로리씩 먹던 걸

700킬로칼로리로 줄이는 방법도 있지만 하루 종일 꾹꾹 참다 한 끼에 2100킬로칼로리를 몰아서 먹는 방법도 있다. 엄청난 폭식을 한 것처럼 보이지만 결국 하루 종일 먹은 음식의 총량은 줄어든 셈이니 일단 살은 빠진다. 말하자면 일종의 조삼모사로, 간헐적 단식은 결국 '칼로리 제한'을 돕기 위한 테크닉에 불과하다. 게다가 불완전한 기술이기도 하다.

인간의 몸은 겉으로 드러나지 않는 생체 시계를 가진다. 연구자들은 이를 일주기성circadian rhythm이라 부른다. 대중들에겐 '생체 리듬'이라는 이름으로 알려져 있다. 인체는 마치 내장된 시계가 있는 것처럼 독자적인 흐름을 보인다. 똑같은 시간을 자도 밤잠과 낮잠은 차이가 있다. 야간 교대 근무자들과 해외 출장자들은 시차로 고생하고, 위궤양처럼 유독 밤에 발작이 심해지는 질병이 존재한다. 식곤증은 아침, 저녁을 빼고 점심 때 극심해진다. 바로 이런 일주기 현상을 관찰해 보면 일일 1식은 별다른 과학적 근거가 없다. 일주기성 연구자들은 공복 혈당, 인슐린 분비량, 콜레시스토키닌CCK 등 식욕에 영향을 미치는 호르몬 분비 등을 토대로 봤을 때 4~5시간 간격으로 하루 3~4끼의 식사가 가장 자연스럽다고 말한다. 그리고 이것은 수많은 문화권에서 통용되는 '아침, 점심, 저녁, 간식' 등 하루 3, 4회의 식사 주기와 일치한다. 구석기인들도 당연히 배고플 때마다 뭔가를 먹었다는 게 상식적으로 봤을 때 더 합리적인 추론이 아닐까?

또한 본의 아니게 간헐적 단식을 실시하게 되는 사람들의 사례를 살

퍼봐도 이것이 모든 인류에게 통용될 수 있는 '일반론'인지 의구심이 생긴다. 스모 선수들을 보자. 경우에 따라 체중이 200킬로그램에 육박하는 '리키시りきし、力士'들의 몸을 보면 타고나기를 뚱뚱한 체질이겠거니 오해하기 쉽다. 그러나 스모 선수의 몸은 철저한 노력의 산물이다. 폭식과 금식이 반복되는 식사 주기에 공복 운동을 조합하는 방식이다. 스모 선수들은 기상 직후 공복 운동을 마치고 식사를 한다. 종목을 막론하고 선수급의 훈련량은 엄청난 피로를 수반한다. 운동과 식사가 끝나면 이들은 대개 오침에 들어간다. 잠은 최고의 휴식이기도 하다. 석양이 질 즈음 일어난 장사들은 다시 개인 훈련과 푸짐한 식사를 한 번 더 하고 잠자리에 든다. 이때 스모선수들은 찬코 나베ちゃんこ鍋라는 이름의 전골냄비에 버섯, 채소, 고기, 해산물 등 갖은 재료를 있는 대로 푹 넣고 끓여 먹는 일일 1식을 실천한다.

이들의 일과에는 살찌우는 테크닉이 모두 다 들어가 있다. 아침에 일어나 공복 유산소로 체내의 에너지를 모두 소진한다. 피로한 몸은 영양분을 스펀지처럼 빨아들인다. 그리고 오침과 함께 이어지는 다시 길고 긴 공복. 몸은 불안해한다. 식사가 제때 들어오지 않으니 몸의 대사량을 낮추고 일종의 절전 모드에 돌입한다. 이때 무제한의 저녁 식사가 재개된다. 굶어 왔던 몸은 마치 우리에게 내일은 없다는 기세로 영양분을 흡수한다.

띄엄띄엄 먹되 먹을 기회가 오면 폭식하라. 중간중간 가혹한 운동으로 몸을 괴롭혀라. 그러면 스모 선수처럼 된다. 야간 교대 근무 등으로 본의 아니게 식사 횟수가 줄어든 사람들이 살이 찌는 이유도 스모 선수와 같은 이유에서다. 그런데 이 패턴은 따져보면 간헐적 단식과 놀랄 만치 유사하다.

결국 간헐적 단식은 구석기부터 이어져 온 인류의 본성도 아니고 모든 이에게 적용될 수 있는 황금률도 아니다. 단지 칼로리 섭취 총량을 줄여 주는 일종의 '꼼수'다. 식사 주기에 뭔가 대단한 비밀이 숨겨져 있는 게 아니라 비교적 적은 스트레스로 식사량을 줄일 수 있는 단순 기술이다. 다른 다이어트에 부분적으로 조합할 수 있는 테크닉이지 그 자체를 장기적인 라이프 스타일로 삼으려는 시도는 곤란하다.

> **간헐적 단식**
> 평점 ★★☆☆☆
> 일시적으로 적용하긴 좋은 다이어트 테크닉.
> 그러나 지속 가능한 방법은 아니며 미성년자에겐 절대 엄금!

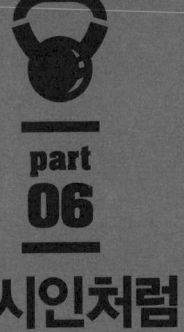

part 06
원시인처럼 운동하라

지금까지 '헬스'가 당신에게 해 온 거짓말.
그리고 앞으로 알아야 할
불편한 진실들.

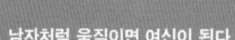

남자처럼 움직이면 여신이 된다.

어느 '헬스장'의 흔한 풍경

다이어트를 결심하고 나선 지 벌써 한 달. 운동과 식이 조절을 병행해야 효과가 확실하다는 주위의 조언에 따라 하루도 빠짐없이 러닝 머신에 올랐다. 지금은 시속 4킬로미터를 유지하며 30분 째 파워 워킹 중이다.

다이어트를 위해선 달리기보다 30분 이상 걷기가 더 좋다. 몸에는 에너지로 쓸 수 있는 탄수화물과 지방이 동시에 저장되어 있는데 탄수화물을 모두 태워야 체지방 분해가 시작되기 때문이다. 달리기처럼 운동 시간이 짧은 무산소 운동은 탄수화물만 태우다 끝나 버린다. 그래서 파워 워킹처럼 오래할 수 있는 유산소 운동을 해야 살이 빠지는 것이다.

오, 하마터면 무턱대고 달리기만 할 뻔했다. 누가 한 얘긴지는 모르겠지만 미리 알게 되어 참 다행이다. 그래, 다이어트는 과학이다. 그런데 이거, 생각보다 상당히 지루하다. 신나는 음악을 들어도, 멋진 몸매를 상상해도 여전히 운동 시간은 심심하고 따분하다. 그렇다고 중간에 내려오면 지금 투자한 시간까지 말짱 헛수고가 된다. 몸 안의 탄수화물이 사라질 때까지 필요한 시간은 개인차가 있지만 평균 30분 정도라니 지금까지의 시간은 탄수화물을 태우는 워밍업에 불과했고, 내 몸의 체지방 분해는 이제 막 시작된 것이다! 참을성 없이 여기서 그만두면 지금까지의 시간이 죄다 물거품이 된다. 토끼와 거북이의 싸움에서 결국 마지막에 웃는 건 거북이다. 그렇다면 최후의 승자인 유산소 거북이가 되어 주겠어! 이제 슬슬 몸에서 체지방 분해가 시작됐을 테니 이 흐름을 죽 유지하며 오래오래 버텨 보자! 물론 그러기 위해서는 가장 큰 문제인 지루함부터 해결해야겠지. 장기전에 돌입하기 위해 러닝 머신에 부착된 텔레비전을 켠다! 마침 방송되는 오늘의 건강 상식. '아무리 운동 열심히 해도 살은 빠지지 않는다?' 어머나, 이건 무슨 소리래? 미국에서 어떤 대학교수가 원시 부족을 연구[21]했는데, 그 결과가 사상 최대 반전 드라마 급이라고? 원시 부족들은 운동량이 많아서 날씬한 줄 알았더니 실제 소모하는 에너지는 우리와 별반 차이가 없다고? 운동을 많이 할수록 몸이 운동에 적응해서 결국 에너지 소모가 줄어든다고? 그러니까 아무리 운동을 열심히 해도 나중엔 살 안 빠지는 체질이 되니까 결국 먹는 걸 줄여야 한다니.* 이게 무슨 소리야! 지금 이렇게 열심히 땀을 빼고 있는 건 다 뭔데!

---

* 본문에 언급된 연구는 허먼 포저(Herman Pontzer) 박사를 비롯한 연구자들이 PLoS One(미 공공과학도서관 온라인 학술지)에 기고한 것이다. 이들은 2010년대에도 수렵채집 생활을 영위하고 있는 하드자 족의 활동량과 영양 섭취량을 칼로리로 환산해 이를 토대로 '살 빼려면 운동보다 식이 조절에 전념해야 한다'는 주장을 발표했다. 온라인 학술지로 다음 주소에서 내용을 직접 확인할 수 있다. http://www.plosone.org/article/info%3Adoi%2F10.1371%2Fjournal.pone.0040503

러닝 머신 계기판에 딱! 칼로리 소모량도 표시되고 있는데 운동으로 왜 안 빠져. 어디 얼마나 태웠는지 볼까? 132킬로칼로리. 밥 한 공기가 300킬로칼로리니까 이건 밥 반 공기도 안 되는 양이잖아? 없는 시간 쪼개 가며 힘들게 운동한 건데, 결과가 고작 밥 반 공기라니 이게 무슨 소리야.

아, 나는 드디어 불편한 진실을 깨달았다. 운동은 결국에 사서 고생일 뿐이로구나. 역시 멍청한 운동보다 스마트한 식이 조절이 중요해!

유산소의 덫

어느 헬스장의 흔한 풍경을 접하고 뜨끔했다면 바짝 긴장하자. 식이 조절만큼이나 온갖 신화와 미신이 횡행하는 운동의 세계에 온 걸 환영한다. 마찬가지로 지난 수십 년간 온갖 이론과 용어가 난무하며 서로 아귀다툼 중인 아수라장이라 진실을 가리기가 쉽지 않다. 무산소, 유산소, HIIT, EPOC, 브리지키 계수, VO₂max, 헤스켈 공식, THR 등등 이름만 들어도 어지러운 전문용어들의 향연이 펼쳐지지만 그 가운데서도 가장 문제적인 발상은 바로 유산소 운동aerobics이다. 앞서 살펴본 헬스장의 흔한 풍경도 따져보면 이 '유산소 신화'에서 비롯된 일이다. 유산소 제일주의가 낳은 갖가지 속설들이 상식 혹은 지식이라는 이름으로 대중들에게 대거 유포된 상태다. '살 빼려면 최소 30분 이상 움직여야 한다', '달리기보다 걷기가 살 빼는 데 좋다', '기상 직후 공복 상태일 때 유산소의 체지방 분해 효과가 가장 좋다', '운동은 거들 뿐, 운동으로 살 뺄 생각 하지 마라'는 이야기들이 대표적이다. 그리고 이들은 하나같이 우리의 다이어트를 방해한다.

문제는 이들 유산소 일당들이 꽤나 '과학적'으로 보이는 외피를 뒤집어쓰고 있다는 점이다. 때문에 문외한이 감히 이들을 의심하거나 허점을 파고들기란 쉽지 않다. 일단 이들 유산소 일족의 좌장 격인 '운동 시간 30분'부터 해부해 보자.

"간과 근육에는 운동을 위한 탄수화물글리코겐이 축적되어 있다. 인체의 대사 순서에 따르면, 탄수화물이 연소된 후 지방이 연소되므로 글리코겐이 모두 소진되는 30분 이상 운동해야 비로소 체지방이 분해된다."

꽤 그럴싸하게 들린다. 그래서 사람들은 운동, 특히 체지방 감소를 위한 다이어트 운동은 일정 시간을 충족시켜야 하며 오래할수록 효과가 크다고 믿는다. 더불어 '한번에 30분 이상 운동 시간을 낼 수 없으니 난 운동하기 글렀어'라며 여러 사람을 좌절시키는 범인이기도 하다. 만약 이처럼 좌절하는 이들에게 '중간중간 다른 일을 하면서 10분씩 세 번에 나눠 운동하면 되겠군요'라고 조언해 주면 어떨까? 그게 무슨 말이냐며 이상한 눈으로 바라본다. 그러나 전혀 의아해할 필요 없다. '탄수화물 연소 시간은 30분'이라는 말은 곰곰이 따져보면 일종의 조삼모사다. 비우는 데 30분이 필요한 탄수화물 창고를 바닥내야 몸의 '유산소 스위치'가 켜진다면 한번에 비우든 여러 번에 나눠 비우든 스위치는 똑같이 켜져야 한다. 중간에 별도의 음식물 섭취만 없다면 10분 운동하고 한 시간 쉬고 다시 10분 움직이고 두어 시간 다른 볼일을 봐도 누적 시간 30분만 채우면 결과는 같아야 한다. 즉 '유산소 모드까지 30분'이란 지침 자체가 앞뒤가 안 맞는 말이다. 유산소 이론에 기반을 둔 운동 지침들은 애초에 잘못된 지점에서 출발했다. 진실은 이렇다. 운동 강도만 받쳐 주면 30분이 아니라 3분 만에 체지방 분해는 시작된다. 마찬가지로 살을 빼고 싶다면 느슨한 걷기보다 숨 막히는 달리기의 효과가 더 크다. 굳이 공복에 유산소를 할 필요도 없다.

머릿속이 혼란스럽고 누군가에게 속아 왔다는 생각이 들었다면 다행이다. 그렇다고 새삼 노여워하거나 슬픔에 잠길 필요는 없다. 애트워터를 따라 칼로리 계산을 시작하던 순간부터 우리는 늘 속아 왔고 본의 아니게 누군가를 속여 왔으니, 사태의 핵심은 앞으로 다시는 속지 않는 데 있다. 그러기 위해서 일단 모든 일의 씨앗을 뿌린 케네스 쿠퍼 박사 Kenneth Cooper를 만나러 가자.

유산소의 탄생

유산소 운동이란 용어는 1968년 이전엔 지구상에 존재하지도 않았다. 그러다 같은 해 쿠퍼 박사가 출판한 동명의 저서[22)]를 계기로 세상에 모습을 드러냈고 순식간에 '운동의 왕도'로 떠올랐다. 사실 쿠퍼 박사의 연구 목적은 스포츠 기록 향상이나 다이어트가 아니었다. 그는 심장병 전문의였고 각종 성인병 치료 및 예방의 일환으로 운동 처방을 연구 중이었다. 박사는 5000여 명의 군인을 대상으로 한 실험 결과를 토대로 충격적인 결론을 내렸다. 운동이라고 다 같은 게 아니다. 운동은 유산소와 무산소로 나뉘고 그중에서도 유산소가 더 좋다! 유산소는 심장 질환을 비롯한 각종 성인병을 예방하고 다이어트와 노화 방지 효과도 탁월하다. 게다가 무산소에 비해 쉽고 안전하기까지 하다. 그러니 유산소야 말로 '과학적인' 첨단 운동법이다! 이쯤 되면 다들 눈치챘겠지만 '과학적'이라는 표현을 필요 이상으로 강조하는 사람치고 제대로 된 경우가 드물다. 차차 설명하겠지만 쿠퍼 박사의 유산소 우월주의는 그리 바람직한 주장이 아니었다. 그런데 애트워터처럼 이 양반이 정부에 연이 있었던지라 그 이름도 유명한 나사NASA에서 유산소 운동을 우주인 체력 양성 코스로 채택하면서 사단이 벌어졌다. '나사도 인정한 우주 세기의 코스믹 트레이닝, 에어로빅스!'라는 일종의 공인 마크를 달게 된 셈이니 광고로도 이만한 게 없다. 이를 계기로 유산소는 거짓말 조금 보태 회춘 명약처럼 대접받으며 전 세계로 퍼져 나갔다. 미국 전체에 유산소 붐이 일었고 1979년 카터 대통령 방한과 맞물려 한반도에서도 유산소 열풍이 시작됐다. 이른 새벽 미군 장병들을 이끌고 조깅하는 카터 대통령의 사진이 주요 일간지를 뒤덮자 사람들은 유산소를 미국의 '선진 문화'로 여기기 시작했다. 그렇게 시작된 바람은 30년도 더 지난 지금까지 현재 진행형이다.

대체 유산소란 무엇인가? 유산소란 문자 그대로 '산소가 있는 상태에서의 운동'이다. 쿠퍼 박사는 운동 중 에너지 공급을 위해 인체에서 산소를 '다량'으로 소비하는 운동을 유산소 운동이라 표현했다. 다른 말로는 '숨이 차지 않는 선에서 할 수 있는 낮은 강도의 운동들'이다. 조깅, 자전거 타기, 걷기가 대표적이다. 이와 반대되는 개념으로 무산소 운동 anaerobics이 설정됐다. 역도, 100미터 달리기처럼 짧고 강렬하며 숨이 가쁜 운동들이 지목됐다. 그런데 과연 운동의 종류를 이렇게 명확하게 구분할 수 있으며, 실제로 그런 구분이 의미 있을까? 유산소와 무산소의 교차점이라는 발상 자체가 비율과 총량을 뒤섞어 조작한 자의적인 기준이므로 당연히 아무 의미 없다.

우리의 예상과 달리 몸은 고지식한 원칙주의자가 아니다. 탄수화물이 남아 있어도 필요하다면 얼마든지 체지방을 끌어다 쓴다. 운동을 시작하고 에너지 부족분이 발생하면 단 2분 만에도 체지방 분해는 시작된다. 시간이 지날수록 전체 에너지 소비량 가운데 체지방이 차지하는 비율이 상승하는 것이지, 운동 시작 30분이 지나야만 체지방 분해가 시작된다는 믿음은 일종의 허구다. 쿠퍼 박사 역시 이 같은 사실을 잘 알고 있었다. 그러나 그는 VO_2max 최대 산소 섭취량라는 기준을 세우고 '30~60분 정도의 유산소 운동이 건강에 가장 좋다'고 주장했다. 장기적으로 봤을 때 그 강도로 운동하는 사람들이 심장병에 걸릴 확률이 가장 낮았다는 통계를 덧붙여서 말이다. 그리고 칼로리의 경우와 마찬가지로 '선점 효과'와 '정부 기관의 권위'에 힘입어 '30~60분'은 일종의 불문율이 됐다. 이후 40년 넘게 후학과 대중들은 쿠퍼 박사의 교시를 받아쓰기하면서 30분 달리기 신화를 확대 재생산해 왔다.

쿠퍼 박사는 유산소 제일주의로 많은 이들을 혼란 속에 빠뜨렸다. 하지만 박사도 '걷기가 달리기보다 좋다'는 헛소리까지는 가지 않았다. 그가 주장한 황금률에 가까운 운동 강도는 전력 질주의 절반 수준인 '부드러운 달리기'를 말한다. 조깅의 정의가 '호흡에 지장이 없어 도중에 말을 할 수 있을 정도의 가벼운 달리기'임을 명심하자. 그래서 1970년대 지미 카터도, 80년대의 짐 픽스Jim Fixx*도 어쨌거나 '달린다'는 마지노선은 지키고 있었다. 그런데 이게 어쩌다 '30분 걷기'로 진화**하게 되었을까? 쿠퍼 박사가 주장한 조깅의 운동 강도도 사실 그다지 높은 수준이 아닌데 갈수록 강도가 내려가다니 어찌 된 영문인가. 이 웃지 못할 촌극 역시 미국에서 시작됐다. 시간은 흘러 1990년대에 도달한다.

걷기가 운동이 된 까닭

미국은 누가 뭐래도 선진국이다. 비만에 있어서도 제1의 선진국이다. 그 명성은 하루아침에 이루어진 게 아니다. 1978~80년대부터 성인병과

---

* 1980년대 미국의 달리기 전도사. 유산소 운동을 예찬하며 달리기가 최고의 건강법임을 주장했으나 1984년 조깅 도중 심장 마비로 사망했다. 그의 죽음을 놓고 픽스 현상(Jim Fixx phenomenon)이란 말이 등장했을 정도로 큰 사회적 파장을 일으켰다. 유산소 운동의 한계와 문제를 성찰하는 비판적인 움직임의 시발점이 됐다.

** 진화란 특정한 목표나 개선을 향해서 달려가는 걸 뜻하지 않는다. 상황에 맞춰 비선형적으로 일어난 적응과 변화 역시 진화의 일부다.

비만에 관해 줄곧 독보적인 위치를 놓치지 않으며 기초를 탄탄히 쌓아 왔다. 영양 탓이었을까, 운동 탓이었을까? 아마도 둘 다였을 것이다. 자동차 왕 헨리 포드 시절부터 일찌감치 마이카 붐이 시작된 미국에서 사람들은 더 이상 걷지 않았고, 자동화 공정이 등장하자 육체노동자들마저 자리에 앉아 일하게 됐다. 수많은 재택근무자, 사무직 종사자들의 육체적 활동량은 말할 필요도 없어졌다. 문명의 이기로 인해 줄어든 활동량을 채우려면 따로 시간을 내 운동해야 되는데, 퇴근하면 맥주 캔을 쌓아 두고 텔레비전 앞에 드러눕는 사회적 분위기가 조성되어 버렸다. 한국에선 2000년대에 와서야 사회적 문제로 떠오른 일들이 이미 1990년대 미국에선 당면 과제였다. 이런 국가의 미래를 걱정하며 1993년, 미국 질병통제센터CDC와 전미 스포츠의학회ACSM가 손잡고 중대 발표를 했다. '제발 좀 움직이라'는 호소를 담은 '공공 보건 증진을 위한 활동 지침'[23]이 신문과 방송을 통해 대대적으로 발표됐다.

모든 미국 성인은 일주일 내내 적절한 강도의 활동을 30분 이상 하는 것이 좋다. 합해서 30분에 할 수 있는 활동으로는 엘리베이터 대신 계단 이용하기, 정원 가꾸기, 출퇴근하면서 걷기 등이 있다. 한번에 하는 특별한 방법으로는 조금 빠르게 3킬로미터 정도 걷는 게 포함된다.

고작 그걸로 무슨 운동이 되겠느냐 반문하고 싶겠지만 CDC와 ACSM이 미국인들에게 바란 건 운동이 아니었다. 운동까지는 바라지도 않으니 제발 '활동'이라도 하라는 뜻에서 나온 눈물겨운 호소였다. 고등학생까지 자가용을 끌고 통학하는 사회 구성원들에게 '이대로는 모두의 목숨이 위험하다. 평소에 걷기라도 하라'는 게 이 지침의 진짜 의도였는데 미국인들은 이걸 제멋대로 해석하는 엄청난 짓을 저질러 버렸다. CDC의 활동 지침을 전달하는 당시 미국 언론들의 표제를 몇 가지 꼽으면 다음과 같다.

- 체육관 운동? 걷기와 정원 가꾸기 역시 효과가 있다《시카고 트리뷴》
- 연구에 따르면 힘든 체력 단련은 필요 없다《LA 타임스》
- 걷기도 운동이다《애틀랜타 컨스티튜션》

달릴 때 관절이 상할까 봐 달리기조차 염려되는 고도 비만 환자들이 즐비한 나라에서 '이 정도는 누구나 무리 없이 할 수 있겠지'라며 정부가 고심하고 또 양보해서 만든 권고문을, 미국인들은 운동할 필요가 없다는 일종의 면죄부로 써먹었다. 그런데 진짜 문제는 이게 미국의 문제로 그치지 않고 전 세계로 파급되면서 터진다. '가장 선진국에서 제시한 기준이니 뭔가 대단한 게 있겠구나'라는 마음에 맹목적으로 이를 따르는 현상이 세계 각지에서 나타났다. 카터가 조깅하던 시절부터 열성적으로 미국의 선진 문물을 받아들이는 데 앞장서 온 한국 역시 예외는 아니었다. '국민 여러분, 죽기 싫으면 제발 걸어 다니기라도 하세요'라는 지침이 '미 보건 당국에서 걷기가 더 좋다고 공식 인증했다'로 와전되어 한국 사회에 널리 퍼졌다. 그리고 이는 이미 뿌리내리고 있던 쿠퍼 박사의 유산소 우월주의와 융합해 살 빼는 데에는 달리기보다 빠르게 걷는 게 더 좋다는 '상식'으로 재탄생했다.

유산소는 없다

그러나 유산소는 없다. 이제 무산소와 유산소라는 표현 대신 상대적 고강도와 저강도라는 용어를 사용하겠다. 강도를 판단할 수 있는 가장 직관적인 기준은 심장 박동 수다. 심박 수에 의거해 운동을 '상대적인' 고강도와 저강도로 나눠 보자. 달리기처럼 심박 수가 빠르게 오르는 운동들은 상대적으로 고강도 운동이다. 달리기로 치면 전력 질주에 가까울수록 고강도다. 비단 달리기뿐 아니라 무거운 물체를 들어 올리는 중량 운동과 같은 다른 운동에도 적용시킬 수 있다. 이처럼 '연속적으로 이어지는' 상대적인 강도 차이에 입각해 인간의 움직임을 이해해야 한다. 움직임을 단순히 무산소와 유산소로 나누는 이분법적 사고를 버려야 제대로 된 운동을 시작할 수 있다. 더불어 체지방 분해에 유산소 저강도 운동이 효과적이라는 고정 관념 역시 버려야 한다. 이는 '약한 강도로 오래 움직일수록 에너지 총소비량에서 지방의 비율이 늘어난다'는 사실을 잘못 해석한 결과다. 간단한 산수 문제 하나만 풀어 봐도 오해는 자연스럽게 풀릴 것이다.

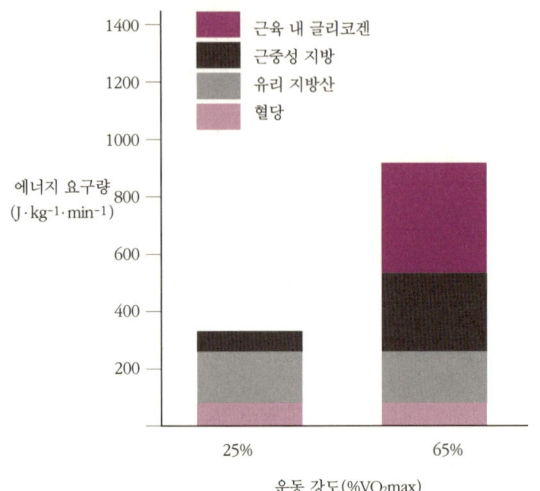

운동 강도와 에너지 요구량의 상관관계[24]

그림은 상대적 고강도 운동 65퍼센트과 저강도 운동 25퍼센트 시 몸에서 필요로 하는 에너지의 양과 구성비를 나타낸 모식도다. 고강도 운동은 달리기, 저강도 운동은 걷기라고 생각하면 이해가 쉽다. 사실 그림으로 표현하니 굳이 계산해 보지 않아도 결론이 한눈에 들어올 정도로 차이가 선명하다. 다이어트의 목표는 체지방의 양을 줄이는 것이다. 관건은 비율이 아니라 양이다. 그래프에서 짙은 회색과 옅은 회색으로 표시된 구간은 단위 시간당 소모되는 '지방의 양'을 뜻한다. 짧은 시간 안에 많은 에

---

* 계산에 인용된 수치는 임의 설정 값이 아닌 『운동과 에너지 대사(Exercise and energy metabolism)』(백일영 저(연세대 출판부, 2009))의 부록으로 수록된 「운동과 에너지 대사 과정 이해를 위한 기본 개념」의 표 8-2(567p)에 따른 실측값을 토대로 했다.

너지를 필요로 하는 고강도 운동이 오히려 더 많은 지방을 태우기 때문에 다이어트에 적합하다.

조금만 더 부연 설명해 보자. 저강도 운동 시 필요한 에너지에서 지방_{근중성 지방과 유리 지방산}이 차지하는 비율이 높은 건 사실이다. 그래프상 족히 80퍼센트는 되어 보인다. 반대로 고강도 운동에선 지방이 차지하는 비율은 절반 정도로 그치고 나머지는 혈당과 근육 내 탄수화물_{글리코겐}에서 에너지를 얻고 있다. 비율만 따진다면 저강도 운동의 체지방 연소 효율이 더 좋다고 할 수 있다. 그러나 관건은 그래프의 크기, 즉 에너지 소비량 전체에 달려 있다. 고강도 운동을 할 때 훨씬 많은 에너지가 소비되므로 결국 지방이 소모되는 비율은 조금 낮더라도 지방이 소모된 총량으로 환산하면 고강도의 압도적인 승리다. 두 사람이 똑같은 시간을 각각 걷고 달린다면 달리기를 선택한 사람이 당연히 더 많은 양의 지방을 태운다. 반대로 같은 양의 지방을 태울 때까지 걷기와 달리기 가운데 선택하라면 달리기를 선택해야 운동이 빨리 끝난다. 운동을 '특정한 목표를 달성하기 위해 의도적으로 실시하는 동작'이라 정의한다면 답은 분명해진다. 러닝 머신 위에서 텔레비전을 틀어 놓고 세월아 네월아 흐느적거리는 저강도, 굵고 짧게 마칠 수 있는 고강도. 어느 쪽이 더 효율적인가?

쿠퍼 박사의 유산소 우월론은 오히려 효과적인 다이어트의 걸림돌이 되어 왔다. 저강도 운동이 될 수밖에 없는 유산소는 긴 시간을 요구하기 때문에 시간을 내기도 어렵고 몹시 지루하다. 뿐만 아니라 사람들에게 '운동은 재미없다'는 부정적인 편견을 심어 준 숨은 공로까지 있다.

그러나 진짜 심각한 부작용은 운동 시간 증가에 따라 필연적으로 증가하게 되는 활성 산소^{Oxygen Free Radical} 생성, 관절 마모 등의 '노화'를 유발한다는 데 있다. 이런 유산소의 해악을 한마디로 정리하면 '소모적인 행위'다. 효과는 떨어지는데 사람을 지치고 늙게 만든다. 소모적이지 않은, 생산적인 움직임이야말로 진정한 운동이다. 운동의 결과로 몸과 마음이 고양되어야 제대로 된 운동이라 할 수 있다. 이제 진짜 운동에 대해 알아보자.

체지방을 공략하는 선봉, 컨디셔닝 훈련

유무산소를 대신해 '고강도와 저강도'라는 새로운 기준이 제시되던 순간 예민한 이들은 알아차렸을지도 모른다.

'강도가 높아질수록 다이어트에 유리하겠구나.'

그렇다. 단, 이것이 완전한 답은 아니다. 운동 강도를 올릴수록 체지방 분해량은 늘어나고, 운동 시간이 줄어드는 건 사실이다. 직관적인 이해를 돕기 위해 Y축은 운동 강도, X축은 운동 지속 시간을 나타내는 그래프를 그려 보자. 그래프의 선이 X, Y축과 만나서 이루는 면적은 총에너지 소모량이다. 즉 그래프의 면적은 연소되는 체지방의 양과 비례한다. 따라서 강도를 높이고 지속 시간이 길어질수록 많은 양의 체지방을 제거할 수 있다. 고강도 운동은 좌우로 좁고 위아래로 긴 그래프, 저강도 운동은 좌우로 길고 위아래로 짧은 그래프를 그리게 된다. 짧은 시간에 같은 면적을 채울 수 있는 고강도 운동이 훨씬 효율적이고 덜 소모적이라는 뜻이다.

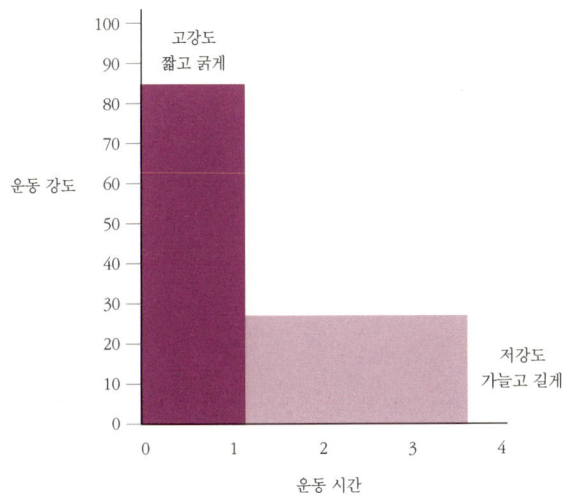

운동 강도와 운동 시간의 상관관계

그런데 여기서 또 다른 문제가 발생한다. 사람은 운동 강도를 무한정 올릴 수 없다! 게다가 운동 강도를 올릴수록 지속 가능 시간이 짧아져 다시 총량이 감소하는 딜레마에 빠진다. 자신의 임계점을 유지하며 움직일 수 있는 시간은 잘 훈련된 선수라 할지라도 고작 수십 초 수준에 불과하다. 특히 운동 신경이 개발되지 않은 초보나 고도 비만 환자, 여성들의 경우 강도를 높여 운동 시간을 줄이는 데 상대적으로 더 큰 어려움을 겪는다. 강도를 올리려면 같은 동작을 하더라도 더 빠르게 하거나 더 큰 힘을 써야 한다. 쉽게 말해 스스로 자기 몸을 한계까지 밀어붙일 줄 아는 '기술'이 필요하다. 가속을 위한 이런 기술은 대개 경험에서 얻는다. 따라서 운동 경험이 없는 초보들은 자신의 한계를 잘 모르고, 그 한계에 도달하는 법 역시 모른다. 이들에게 무작정 '강도를 높이고 운동 시간을 줄이라'는 대원칙만 던져 주고 나 몰라라 한다면, 다소 무책임한 처사가 된다. 그래서 유능한 코치라면 개개인의 운동 경력과 신체 발달 수준을 고려해 맞춤 강도를 찾아 줄 수 있어야 한다. 더불어 목표로 삼은 강도까지 사람을 밀어붙이기 좋은 다양한 운동법을 알고 개개인의 특성에 맞춰 제시할 수도 있어야 한다. 그렇게 강도와 지속 시간 사이의 적절한 균형점이 맞춰진 운동법을 스포츠계에선 '컨디셔닝 훈련 Conditioning Training'이라 부른다. 굳이 번역하자면 '적절한 고강도' 내지는 '단기 고출력' 혹은 '단기 지구력' 정도가 될 것이다. 이 컨디셔닝이란 '몇 초'만에 끝나는 극단적인 고강도와 몇 시간이고 이어지는 저강도 사이에서 찾을 수 있는 균형점이다. 따라서 컨디셔닝으로 분류할 수 있는 운동들의 특성은 우리가 지금껏 알고 있던 체지방 분해 운동들에 비해 굉장히 강도 높으며, 짧은 시간 안에 끝난다. 15분에서 10분, 심지어 5분 만에 끝낼 수도 있다. 가장 대중적이며 널리 알려진 컨디셔닝 프로그램 가운데 하나인 '타바타 인터벌 Tabata's Interval'은 전체 운동 시간이 고작 4분에 불과하다. 특별한 운동 장비도 필요 없이 맨몸으로도 충분해 점심시간에 사무실 옥상에서 운동을 마치는 직장인도 있다. 그러나 그 짧은 시간에 유산소를 평생 지속해도 절대로 느낄 수 없는 충격적인 체지방 감소 효과를 느끼게 될 것이다. 더 나아가 혈액 순환 개선, 지구력 증진, 각종 성인병 예방과 같이 쿠퍼 박사가 주장한 '유산소 운동을 통한 건강상의 이점' 또한 오롯이 가져간다. 사실 쿠퍼 박사가 유산소의 전매특허인 양 광고했던 '건강 개선 효과'는 모든 운동이 공유하는 그냥 '운동의 효과'이기도 하다. 컨디셔닝 프로그램을 짜는 데 활용할 수 있는 운동들의 종류와 구체적인 운동법은 뒤에서 확인해 보자.

본진을 지키는 방어벽, 스트렝스 훈련

그러나 이 컨디셔닝 훈련 하나로 다이어트를 위한 운동은 끝이다 라고 말할 수는 없다. 엄밀히 따져 보면 컨디셔닝 훈련도 일종의 소모성 운동이다. 흐리멍덩한 유산소나 끝없는 저강도 훈련에 비해 효율이 뛰어나서 부작용이 덜할 뿐이지, 소모적인 지구력 훈련이라는 점에선 결이 같다. 이런 소모적인 운동만 고집하다 보면 쉽게 정체기를 맞이하고 앞서 언급된 어느 교수처럼 황당한 결론에 불시착하기도 한다. '야! 운동은 결국 몸이 적응하니까 효과 없어! 먹는 걸로 빼자.' 하지만 절대 그럴 리 없다. 그런 결론은 평소에 실천과 담쌓고 살던 텍스트주의자들이 범하는 전형적인 오류다. '근육 1킬로그램을 늘리긴 엄청나게 힘든데 근육량 증가에 따른 기초 대사량 증가는 미미하다', '운동으로 인한 칼로리 소모는 흡수되는 칼로리에 비하면 매우 적다', 더 나아가 진화론적 가설까지 동원해

'우리 몸에는 기근을 버티기 위한 절약 유전자가 있다. 그래서 아무리 움직여도 지방은 없어지지 않는다'*는 식의 회의론이 대두되기도 한다.

그렇다면 똑같이 진화론으로 대답해 보자. '우리 몸은 움직이기movement 위해 진화했다.' 직립 보행으로 얻은 놀라운 척추 유연성, 다른 영장류에 게선 찾아볼 수 없는 독보적인 고관절과 대퇴부, 털을 퇴화시키고 땀샘을 채용해 얻은 탁월한 냉각 시스템에 이르기까지 인간의 몸은 더 나은 움직임을 위한 진화의 결정체다. 진화론은 이처럼 움직임 자체가 진화의 방향을 결정했다고 보는데, 진화론을 내세워 운동 무용론 주장하다니 단단히 잘못짚은 게다. 인체는 경이로운 출력과 숨겨진 기능을 갈무리한 슈퍼 카다. 그러나 이를 몰지 않고 차고에만 박아 두면 결국 고철과 다름없다. 운동 회의론자들은 자기가 면허를 따지 못했다는 이유로 이 슈퍼 카를 고물상에 넘기라고 우기는 사람들이다. 그러면서 본인들이 뭔가 대단한 통찰을 해냈다는 듯 으스대기까지 한다. 실천도 하기 전에 드러눕는 이들 회의론자들을 보면 사실 안쓰러움이 앞선다. 면허를 따라. 이 장을 마치면 이제 여러분의 손에도 '내 몸'이라는 슈퍼 카의 시동을 걸 수 있는 면허가 발급되어 있을 것이다.

아무튼 이와 같은 운동 무용론자, 회의론자들의 주장은 운동의 의미를 '체지방 제거를 위한 소모적 행위'에 국한시키면서 벌어진 난센스다.

---

* 제임스 닐(James Neel)이 1966년 미시간 대학 의과 대학원에서 발표한 일명 '검약 유전자(Thrifty Gene)' 가설을 말한다. 풍요와 기아가 번갈아 나타날 때 체내에 양분을 효과적으로 흡수하지 못하는 사람은 도태될 것이다. 따라서 현생 인류는 조금만 먹어도 쉽게 뚱뚱해지는 돌연변이들의 후예라는 주장.

운동 강도가 낮으면 몸은 아주 쉽게 적응한다. 여기에 맞서려면 운동 강도의 주기적인 개선이 필요한데, 저강도 운동은 사실상 개선 수단이 없다. 기껏해야 운동 시간을 늘리는 것 정도다. 그리고 이로 인해 사람들은 '유산소의 늪'에 빠진다. 운동을 하면 할수록 더 긴 시간을 투자하게 만들고, 지루함을 인내해야 하는 악순환이 거듭된다. 쿠퍼 박사 이래로 유산소 신도들은 '21세기의 시지푸스'가 되어 밤낮으로 땀복을 껴입고 고수부지나 자전거 전용 도로를 배회한다.

이 밑도 끝도 없는 쳇바퀴를 부수고 나올 수 있는 무기가 스트렝스 훈련Strength training이다. 스트렝스란 건강의 밑거름이자 다른 운동 능력의 원천, 특히 컨디셔닝의 토대가 되는 '최대 근력'을 의미한다. 근육을 키우라는 게 아니다. 근력⼒을 키워야만 한다. 건강, 미용, 체지방 연소에 이르기까지 스트렝스 훈련의 영향력은 절대적이다. 사실 이렇게 말해도 스트렝스 훈련과 '헬스'의 차이를 쉽게 구분하기 못하는 사람들이 대다수일 것이다. 아놀드 슈워제네거 이후 피트니스 산업의 대표 주자로 군림해 온 '보디빌딩'의 이미지가 온 세상에 너무나 선명하게 각인된 여파다. 스트렝스 훈련은 보디빌딩이 아니다. 보디빌딩은 필요 이상의 근육 비대를 통해 심미성을 추구한다. 순전히 더 많은 근육을 얻기 위한 운동일 뿐이다. 그러나 스트렝스 훈련에 있어 근육은 단지 운동을 하다 보니 얻어진 보너스 비슷한 것일 뿐, 목적은 '몸의 기능성 확대'에 있다. 스트렝스 훈련은 기능하는 몸을 추구한다(기능성에 대한 구체적인 해설은 이번 장의 마무리에 나올 것이다).

생명이 있는 것은 진동한다

기능하는 몸을 추구하다 보니 미용적 측면에서 아름다운 몸이 자연스럽게 따라왔을 뿐, 기능성 훈련은 그 순서를 뒤바꾼 보디빌딩과 전혀 다르다. 앞서 살펴본 컨디셔닝 역시 이런 기능성 훈련의 일종이다. 이들 기능성 훈련 가운데 '호르몬 분비량 증가'를 일으키는 스트렝스 훈련에 주목하자.

나잇살이라는 단어 앞에서는 누구나 뜨끔할 것이다. 한창 때에 비해 식습관이 나빠지거나 활동량이 눈에 띄게 줄어들지도 않았는데 해가 갈수록 희한하게 피부 탄력은 줄고 군살은 늘어난다. 성장 호르몬 human growth hormone, HGH 분비 감소 때문이다. 20대는 밤새워 놀아도 두어 시간만 눈 붙이고 일어나면 다시 쌩쌩해지며 맘껏 먹고 마셔도 좀처럼 살찌지 않는다. 성장 호르몬 때문이다. 성장 호르몬이 가장 활발히 분비되는 시기인 성장기 아동들은 운동하지 않고 먹기만 해도 키와 근육이 자란다. 그러나 성장이 끝나는 20대 중반부터 그 분비량은 점차 감소하고 30대부터는 사실상 노화가 시작된다. HGH는 상처나 피로의 회복을 돕고 체지방은 연소시키는 '젊음의 샘'인 것이다. 엄청난 돈과 이권이 걸린 미국 프로 스포츠와 연예계에선 오래전부터 암암리에 이를 이용해왔다. 중년의 스타들은 남녀 불문하고 외부 주사로 인공 합성된 HGH를 투약해 '회춘'했고, 스포츠 선수들은 경기력 향상을 위해 이를 주입했다. HGH란 인체 내부에서 합성되는 자연 물질이지만 외부에서 인위적으로 주입량을 늘리면 당연히 부작용이 크다. 따라서 발육 부진 아동이나 각종 난치성 질환자에 한해 의사의 처방을 받아 사용하도록 제한되어 있다. 이를 어기고 임의대로 복용하면 연예인은 의료법 위반으로, 스포츠 선수들은 금지 약물 복용으로 간주되어 처벌받는다. 2007년 「록키 4」 촬영을 준비하던 실베스터 스탤론은 HGH 시술이 들통 나 스캔들을 일으켰다. MLB에서는 로저 클레멘스, 폴 로두카, 알렉산더 로드리게스 같은 일류 선수들이 우르르 적발되어 팬들을 실망시켰다. HGH란 마치 금단의 열매와 같은 호르몬이다. 바꿔 말하면 몸매를 가꾸거나 운동 능력을 향상시키는 데 그만큼 효과가 좋다는 방증이기도 하리라.

이 HGH를 부작용 없이 합법적으로 시술받을 수 있는 유일한 방법이 있다. 바로 스트렝스 훈련을 하는 것이다. 그저 팔다리를 굵게 만들기 위해 근육을 자극하는 게 아니다. 근·골격계에 연결된 중추 신경계까지 자극하는 '통제된 스트레스'를 가하면, 몸은 스트레스를 이기기 위해 성장 호르몬 분비를 늘린다. 운동을 시작한 뒤에 회춘했다는 경험담은 특이한 몇몇 사람들의 신앙 간증이 아니다. 운동 생리학적으로 봤을 때 아주 당연한 귀결이다. 이 호르몬 유발 인자Hormone Factor야말로 우리가 '근육 운동'이 아니라 '근력 운동'을 해야 하는 가장 큰 이유이며, 나이를 먹어 감에 따라 운동의 중요성이 더욱 강조되는 이유다. 스트렝스 훈련을 하면 근육량은 물론이고 골 밀도까지 오를 것이다. 겉으로 봤을 때 딱딱하다는 성질 때문에 사람들은 뼈라는 조직을 오해하고 있다. 그 물리적 성질처럼 딱딱하게 멈춰선 기관이라고 말이다. 그러나 이는 생명의 특성을 무시한 생각이다. 단지 물리적 성질이 딱딱할 뿐 뼈도 끊임없이 손상되고 회복된다는 점에서 우리의 몸의 모든 생체 조직근육, 인대, 신경, 뇌 기타 등등과 똑같다. 살아 있는 것들은 모두 진동한다. 인체도 마찬가지다. 그저 우리 눈에 보이는 순간 고정된 것처럼 보일 뿐, 그 순간에도 쉼 없이 허물고 다시 세우는 진동을 반복하고 있다. 주위에서 가해지는 환경 변화에 따라 뼈도 변한다. 혹시 다리를 다쳐 병상에 오래 눕는 경험을 해 봤다면 무슨 말인지 쉽게 이해할 것이다. 의사는 쓰지 않은 다리는 근육뿐 아니라 뼈까지 약해졌으니 재활 훈련의 중요성을 강조할 것이다. 뼈를 붙잡는 건 근육이고 근육을 움직이는 것은 신경이며 가장 거대한 중추 신경은 뇌다. 움직이지 않으면 서서히 시동이 꺼지는 자동차처럼 이들 모두 차례차례 약해진다. 운동을 하지 않으면 운동 신경이 감퇴하고, 그로 인해 해당 부위의 근육이 퇴화하고, 자극이 없으니 뼈마저 자신의 사이즈를 줄인다! 이런 현상을 가장 확실하게 경험하는 사람들은 우주 비행사들이다. 국제 우주 정거장ISS에서 고작 4개월을 생활하고 돌아온 우주인들은 한동안은 제대로 걷지도 못했다. 근육 출력과 크기는 물론이거니와 골밀도까지 평균 14퍼센트나 감소했다.25) '몸에 가해지는 자극이 줄어든다→몸을 유지할 필요가 없다→근육과 뼈가 연이어 퇴화한다'는 수순을 밟기 때문에 벌어지는 일이다. 그렇다면 이제 그 반대되는 경우를 생각해 보자. 움직이면 운동 신경이 활성화된다. 신경은 근육을 움직인다. 움직임은 충격과 압력을 만든다. 자극을 견디기 위해 뼈도 스스로를 강화시킨다! 우리 몸이 진동하는 생명체이기에 벌어지는 일이다. 그저 무뚝뚝해 보이는 뼈까지 우리 몸은 구석구석 살아 움직인다. 주어진 환경에 맞춰 적응하며 변하고 개선된다. 골다공증이 걱정된다면 칼슘이나 글루코사민에 의존하지 말고 움직여야 한다. 우리에게 근력 운동은 단순히 '쭉쭉빵빵'이 되기 위한 도구, 그 이상의 의미가 있다.

강한 것이 아름답다

건강 개선뿐 아니라 몸매, 특히 여성의 몸매 관리에 스트레스 훈련이 가지는 장점은 탁월하다. 다른 흔한 프로그램들과 비교조차 할 수 없을 정도로 탁월하다. 바로 '무겁게 들수록 덜 굵어진다'는 사실 때문이다. 운동을 시작한 여성들이 앞다퉈 하는 걱정이 바로 '굵어질지도 모른다'되겠다. 일단 사실 하나는 인정하자. 아주 극단적인 저강도 훈련이 아닌 이상 어떤 종류의 운동을 해도 근육은 굵어진다. 앞서 뼈의 경우와 마찬가지로 근육도 가해지는 자극에 맞서 자신을 크고 아름답게 만든다. 물론 근육의 비대 속도보다 체지방 분해 속도가 빠르기 때문에 군살이 빠지면서 전체적인 사이즈는 줄어들고 살이 빠진 자리에는 탄력이 생긴다. 그래도 될 수 있는 한 '덜 굵어졌으면'하는 게 많은 여성들의 바람이다. 안 굵어질 수는 없다. 단 '덜' 굵어지는 방법은 있다. 그런데 이를 악용해 '착착 갈라지는 잔근육을 만들려면 가벼운 무게로 반복 수를 늘리라'거나 '사이즈는 그대로지만 탄력이 생기게 도와주는 여성 전용 운동이 따로 있다'는 말로 사람들을 현혹하는 장사치들이 문제다. '여성 전용'을 내세우는 운동 광고는 일단 무시하라. 남자와 여자이기 이전에 똑같은 '호모 사피엔스'다. 스트렝스 훈련에 있어 기본 원리는 양자 모두 똑같다. '최대한 무겁게 적은 횟수로 들어올린다.'

지금 무슨 말을 하려는지 다 알고 있다. 동네 아는 오빠가, 혹은 잡지에서, 또는 텔레비전에 나오는 유명한 트레이너가 '가벼운 무게로 여러 번'하라고 했는데 정반대라니 어찌 된 소리냐. 그러나 사실이다. 이 책은 식이 요법부터 운동까지 죄다 속설을 거슬러 간다는 공통점을 가지고 있다. 그럼에도 불구하고 이는 틀린 주장이 아니다. 믿고 따라오라. 이번 장 첫머리에 강조했듯이 운동이야말로 가장 '복마전'에 가까운 곳이다. 온갖 바보들과 사기꾼들이 도사리고 있다. 그러니 더더욱 끝까지 믿어야 한다.

근육 세포는 긴 섬유 다발 같은 모습을 하고 있다. 운동을 많이 한다고 해서 섬유 다발의 수가 늘어나지는 않는다. 이것은 지방 세포도 마찬가지다. 살이 쪘다고 지방 세포가 분열해서 그 수가 늘어나는 것이 아니라 지방 세포의 크기 자체가 커진다. 근섬유도 그 개수는 사실상 태어날 때부터 정해져 있다. 운동을 통해 자극하면 근섬유가 점차 굵어지고, 이로 인해 더 큰 출력을 낼 수 있게 된다. 바로 근육 운동의 원리다. 근육에 자극을 줘 뼈와 마찬가지로 근육을 더 굵고 튼튼하게 만들려는 것이다. 그러나 스트렝스 훈련근력 운동은 세부적인 지침에서 차이가 난다. 근육 운동에서 일반적으로 잘 쓰이지 않는 중량과 반복 수를 이용해 근섬유

자체보다 근섬유에 연결된 신경계를 자극한다. 결과적으로 몸의 출력은 개선되는데 '근육은 덜 굵어진다.' 이 마법 같은 일이 가능한 이유는 근섬유도 서로 성질이 상이한 다양한 구조물로 이루어진 복합체기 때문이다. 근섬유를 이루는 기본 구조물인 근절sarcomere, 筋節은 육장sarcoplasma, 肉漿이라는 조직으로 둘러싸여 있다. 근절은 힘을 내는 기저부고 육장은 이를 보조하는 외피로, 실질적인 힘을 내는 곳은 근절이다. 그래서 아주 큰 힘을 가하면 육장보다 주로 근절로 자극이 들어온다. 이제 우리는 '5회 이하로만 반복'할 수 있는 가능한 한 무거운 무게를 이용해 근절을 집중적으로 자극할 것이다. 근절이 육장보다 더 천천히 굵어지기 때문이다. 육장보다 근절을 자극할 때 크기 변화를 최소화하면서 힘을 키울 수 있다. 보디빌더들은 이를 반대로 이용해 '10회 안팎의 고반복'이 가능한 비교적 가벼운 무게로 육장을 자극한다. 단순히 사이즈를 불리기 위해서는 육장을 자극해야 하기 때문이다. 그런데 가는 곳마다 이들처럼 '최대한 몸을 굵게 만들려는 사람'들이 현대 피트니스 산업의 주류를 차지하고 있어 누가 오든 '10회 반복'만 기계적으로 주문하는 실정이다. 다들 보디빌딩의 방법론에 의거해 운동을 배우고 가르치다 보니 이렇게 획일화한 것이다. 덜 굵어지려면 육장 대신 근절을 자극해야 하고, 근절을 자극하려면 '무겁게 조금만' 들어야 한다. 이는 누군가 하루아침에 발견한 방법이 아니라 수십 년 전부터 보디빌딩 이외의 종목에서 검증된 방식이다. 체급 제한이 있어 무한정 몸을 불릴 수 없는 스포츠 선수들은 이런 방식으로 꾸준히 '사이즈보다 힘'을 키워 왔다. 본래 격투기나 조정 선수들이 하던 방식인데 뜻하지 않게 여성들의 몸매 관리와 다이어트에 응용할 수 있게 된 것이다. 따라서 운동 목적에 따른 정확한 반복수는 다음과 같다.

1~5회 : 힘을 키우기 위한 반복 횟수
8~12회 : 크기를 키우기 위한 반복 횟수
15회 이상 : 지구력을 키우기 위한 반복 횟수

우리의 목표는 '덩어리'가 아니라 힘을 키우는 데 있다. 그 과정에서 불필요하게 근육이 굵어지는 불상사를 막기 위해서는 최대한 무겁게, 적은 횟수로 들어 올려야 한다. 왜 힘을 키우나? 신경계를 깨우고 성장 호르몬 분비를 촉진시키기 때문이다. 피로는 줄어들고 피부는 탄력을 되찾는다. 골 밀도도 오르고 관절도 튼튼해진다. 그러면 키워 놓은 힘을 다시 '컨디셔닝' 훈련에 투자해 체지방을 태우는 데 사용한다. 스트렝스는 고출력 컨디셔닝 훈련을 위한 자산이 된다. 심박 수가 아닌 또 다른 기준에서 표현하자면 컨디셔닝은 '힘을 지속적으로 나눠서 방출'하는 움직임이며 그 기반은 순수 근력, 즉 스트렝스다. 스트렝스 훈련을 하면 컨디셔닝 능력은 덩달아서 오른다. 그리고 이렇게 올라간 컨디셔닝 능력으로 더욱 강도 높게, 짧고 굵은 움직임으로 체지방을 태워 없애는 일이 가능해진다. 스트렝스 훈련, 컨디셔닝 훈련, 체지방 감소는 이렇게 순차적으로 영향을 받는 인과관계를 맺고 있다. 힘을 키우는 이유는 몸매 관리에 있어 최고의 무기이기 때문이다. 그러나 이게 끝이 아니다. 다이어트를 위한 최적의 운동 방법으로 이런 운동을 꼽는 숨은 이유가 아직 더 남아 있다.

고강도의 스트렝스 훈련이나 컨디셔닝 훈련을 하고 나면 "산소 부채"*가 남는다. 본의 아니게 힘든 운동을 해야만 했던 경험을 떠올려 보자. 학창 시절 100미터 달리기면 적절하겠다. 몸안에 저장한 지방을 태워 움직임에 필요한 에너지를 얻기 위해 우리 몸은 산소를 필요로 한다. 무산소와 유산소의 구분은 의미 없다고 이미 말했다. 무산소로 오해받는 고강도 운동 시에도 산소와 체지방이 소모된다는 사실은 앞에서 너무 열심히 설명했다. 아무튼 달리기를 시작하면 몸은 교실에 앉아 있던 때보다 더 많은 산소를 요구한다. 하지만 하루 종일 책상에 앉아 있는 데 익숙해진 몸은 갑자기 늘어난 산소 요구량을 감당하기 힘들다. 출발점을 나서자마자 나도 모르게 입이 벌어진다. 쌕쌕거리며 숨이 가빠 온다. 입을 크게 벌리고 더 많은 산소를 들이마시기 위해 안간힘을 쓴다. 속은 메스거리고 입에선 단내가 난다. 결승점에 다다르면 하늘이 노랗게 보인다는 말을 실감하게 된다. 그런데 멈춘 뒤에도 숨이 안정되지 않는다! 이것이 바로 산소 부채다.

고강도 운동 후 몸에는 관성이 남아 운동 중 부족했던 산소를 운동이 끝난 뒤에도 계속 빨아들인다. 운동 강도가 약했다면 몇 분 만에 숨이 돌아오겠지만 길게는 한 시간씩 걸리기도 한다. 그러나 숨을 고른 뒤

---

* 정확한 용어는 E.P.O.C.(Excess Post-exercise Oxygen Consumption), 산소 부채(Oxygen Debt)나 애프터 번(After Burn)이라는 표현도 종종 사용된다.

에도 몸은 이 관성을 꽤 오래 유지한다. 그 정도와 지속 시간은 운동 강도에 비례한다. 강도 높은 운동을 할수록 산소 부채도 커지고, 운동 시간이 길수록 부채가 유지되는 시간도 길어진다. 몸은 적게는 7~8퍼센트에서 많게는 20퍼센트 가까이 평소보다 더 많은 산소를 받아들인다. 그리고 그 지속 시간은, 조금 놀랍겠지만 운동이 끝난 뒤에도 최대 72시간에 이른다. 한마디로 최대 심박 수에 도달할 정도로 격한 운동을 하고 나면, 그다음 날 집에서 쉬는데도 몸이 혼자서 더 많은 에너지를 태워 없애고, 그 효과가 길게는 사흘씩도 간다는 말이다. 스트렝스 훈련과 컨디셔닝 훈련의 숨은 보너스이자, 우리가 짧게 운동하고도 유산소 광신도들보다 살이 잘 빠질 수 있는 이유이기도 하다. 그래서 간혹 산소 부채를 애프터 번After Burn이라는 이름으로 부르는 사람들도 있다. 다이어트 측면에서 보자면 이게 더 적절한 이름일지도 모르겠다. 결론은 고강도 운동을 하면 운동이 끝난 뒤에도 지방이 계속 탄다.

두 번째 보너스. 운동은 단순히 체지방을 꺼내다 태우는 데 그치지 않고 신진대사의 방향 자체에 영향을 미친다. 앞에서도 한 번 사용한 표현이다. 인류의 역사는 지방을 얻기 위한 전쟁이었지만, 다이어트는 지방과의 전쟁이다. 어떻게든 몸에서 지방을 없애려 해도 몸은 생존 도구로 쓰기 위해 지방을 끌어안고 있으려 한다. 그래서 사람들은 나름대로 잔머리를 굴려 '탄수화물 다 태우는 유산소 30분' 같은 발상을 하기도 했다. 그러나 답은 언제나 우직하리만큼 단순하다. 고강도로 '돌직구'를 던져라. 고강도 운동이 같은 시간에 더 많은 양의 체지방을 태울 수 있다는 사실을 이제 다들 알게 됐을 것이다. 그런데 이번에도 운동이 끝난 뒤에 놀라운 일이 일어난다. 고강도 운동으로 단련된 사람들은 평소에도 일반인보다 지방을 더 많이 소모하고 탄수화물을 덜 쓴다. 운동 처방과 건강의 관계를 전문적으로 연구하는 예일 대 의과 전문 대학의 더글러스 비프로이 박사Douglas Befroy. 그는 운동을 열심히 하는 사람과 하지 않는 사람들의 신진대사 비교 연구를 진행하다 스스로 놀라고 말했다. 두 사람 모두 운동하지 않고 가만히 앉아 있을 때의 이야기다. 그런데 평소에 훈련된 사람의 근육 세포는 가만히 앉아만 있어도 운동하지 않던 사람보다 1.5배나 많은 체지방을 태우는 게 확인됐다. 한마디로 체질 자체가 '똑같이 먹어도 체지방이 덜 끼는' 방향으로 변한 것이다. 비프로이 박사가 "연구 결과에 연구진들 스스로 조금 놀랐다"고 자평했을 정도로 고강도 운동의 효과는 엄청났다. 말하자면 몸이 언제든지 격렬한 움직임에 반응할 수 있는 '5분 대기조' 모드로 세팅되어 있는 셈이다. 이는 아마도 사냥과 같은 격렬한 육체 활동이 일상적이었던 구석기인들이 평상시에 뇌에 쓸 포도당을 절약하려고 진화 적응한 결과로 보인다.[26] 그 연유야 어찌됐건 결론은 자명하다. 고강도 트레이닝이 생활화되면 아예 체지방이 덜 끼는 체질로 변한다.

마지막 보너스. 스트렝스 훈련과 컨디셔닝 훈련 양자 모두 운동 시간이 매우 짧다. 시간을 줄여서 강도를 올렸기 때문에 가능한 일이다. 컨디셔닝 프로그램은 어떻게 디자인하느냐에 따라 다르지만 대개 15분 이내에서 끝나고, 스트렝스 훈련은 준비 운동을 포함해서 45분 정도면 충분하다. 오히려 그 이상하면 스트레스 호르몬인 코르티솔cortisol이 과다 분비되어 운동에 방해된다. 운동 횟수도 주 2~3회면 충분하다. 한번 하면 그다음 날까지 알아서 체지방이 타는데 매일매일 할 필요도 없고, 스트렝스 훈련을 너무 자주 하면 도리어 중추 신경계에 피로가 쌓인다. 그러니까 운동 시간을 모두 합쳐 봐야 일주일에 두 시간이 끝이다. 이런 시간적 여유는 빡빡한 콘크리트 정글에서 숨 가쁘게 살아가는 현대인들에게 더 없이 큰 메리트다. 아예 몇 가지 초기 투자를 하면, 따로 운동 장소를 찾지 않고 가정이나 사무실에서 운동을 해치우는 것까지 가능하다.

지금까지 말한 바는 '근육을 늘리면 기초 대사량도 늘어나니까 알통 키우세요' 같은 뻔한 내용이 아니다. 누구나 판박이처럼 내놓는 흔해 빠진 운동 처방도 아니다. 최대한 무겁게 뽑아 들어 힘을 키운다. 그렇게 스트렝스라는 강철 드레스를 입은 미인으로 거듭난다. 어린아이처럼 성장 호르몬이 샘솟고 가만히 앉아만 있어도 체지방부터 연소되는 '메타볼릭 바디Metabolic Body, 신진대사가 왕성한 체질'27)로 체질 자체를 바꾼다. 셀룰라이트 없는 허벅지와 하늘을 찌를 듯 올라간 힙, 탄력 있는 뒤태는 알아서 따라올 것이다. 앞으로 자주 듣게 될 말이겠지만 '남자처럼 운동하면 여신이 된다.'

헬스장이 내 몸을 망친다

이제 운동이 하고 싶어서 못 견디겠는가? 당장 헬스장으로 달려가고 싶은가? 그렇더라도 잠시 흥분을 가라앉히고 마저 읽어야 한다. 현대의 헬스장은 수많은 부비트랩이 도사린 위험천만한 곳이기 때문이다. 일단 헬스장의 꽃이자 상징적 존재인 러닝 머신부터가 그렇다. '고강도 운동이면 달리기? 러닝 머신에서 경사도를 올리고 정신없이 뛰어야지'라며 달려들 사람이 분명히 있을 것이기 때문에 하는 말이다. 트레드밀treadmill은 '러닝 머신'이라는 콩글리시로 더 친숙한 운동 기구다. 트레드밀은 방앗간mill과 디딤판tread라는 두 단어의 합성어다. 어쩌다 운동 기구에 '방앗간 디딤판'이라는 기괴한 명칭이 붙었을까? 러닝 머신은 원래 연자방아에 연결된 무한궤도 위에 가축이 올라가 발판을 돌리면 그 힘으로 곡식을 빻던 농기구였다. 가축이 돌리던 농기구가 사람이 쓰는 운동 기구로 탈바꿈한 것은 1968년의 일이다. 윌리엄 스타웁William Staub이라는 미국의 기술자가 최초의 전자식 러닝 머신을 개발하면서 세계 피트니스 산업의 흐름은 변했다. 공교롭게도 케네스 쿠퍼 박사가 유산소 우월론을 외치며 출사표를 던진 바로 그해다. 1968년은 세계사적으로도 격동의 시기였지만 운동사에 있어선 재앙이 시작된 슬픈 해였다. 전자식 러닝 머신의 발명으로 사람들은 달리기를 위해 굳이 밖으로 나가지 않게 되었고 가축 대신 쳇바퀴 위에 올라가 뛰었다. 러닝 머신을 가득 채워 놓고 쿠퍼 박사를 따라 30~60분 동안 조깅하는 것이 '첨단' 피트니스 센터의 필요충

분조건이 됐다. 쿠퍼 박사의 해악을 상기시키는 일이 이제 피곤할 지경이다. 그런데 그와 호흡을 맞춘 이 악의 도구, 러닝 머신의 해악 역시 만만찮다.

러닝 머신 위에서 하는 달리기는 달리기가 아니다. 러닝 머신에서는 실제보다 훨씬 달리기 쉽다. 일단 첫 번째 원인은 지면의 공기 저항이 거의 없는 실내에서 하기 때문에 실제 야외에서 같은 속도로 달릴 때보다 힘이 덜 든다. 올림픽에서 역풍이 부는 날이면 선수들 기록이 뚝뚝 깎여나간다. 단거리 육상주자들의 경우 공기 저항에 맞서기 위해 상체 근육까지 따로 훈련시킬 정도다. 이런 제대로 된 '저항'이 제거된 상황에서의 달리기는 반쪽짜리에 불과하다.

그러면 '러닝 머신은 실제 달리기에 비해 강도가 조금 약하니까 경사도를 올리거나 속도를 더 올리면 해결되겠네'라고 생각하기 쉽다. 그게 문제다. 러닝 머신은 달리기와 단순한 강도 차이가 나는 데 그치지 않고 다른 종류의 운동으로 변질될 수도 있다. 달리기는 가만히 있는 땅바닥을 발로 차서 내 몸을 앞으로 밀어내는 운동이다. 그러나 러닝 머신은 뒤로 움직이는 회전판에서 제자리를 유지하는 운동으로, 움직임 자체가 다르다. 실제 땅 위를 달리면 엉덩이, 대퇴이두^{허벅지 뒤편}를 비롯한 곳에서 타는 듯한 통증이 느껴진다. 땅을 뒤로 차 내는 동작에서 인체 후면부의 근육들을 이용하기 때문에 고른 발달이 이루어진다. 그런데 내 몸이 앞으로 가는 게 아니라 지면이 뒤로 밀리면, 결국 다리를 앞으로 뻗는 동작만 반복해 인체 전면부 근육만 사용하게 된다. 에너지 소모가 줄어드는 게 문제가 아니라 달리는 습관, 근육과 신경계의 이용이 변하는 다른 운동이 된다. 보폭이나 주법이 변형되는 것은 물론 회전하는 롤러의 가속도 때문에 발목에 가해지는 충격도 늘어난다. 이는 비단 러닝 머신뿐 아니라 어떤 동작을 모사해서 만든 '머신 류' 전반에 해당되는 공통 사항이기도 하다. 실제 운동을 흉내 내는 데 그치기 때문에 효과가 떨어지는 것은 물론 몸의 구조에도 맞지 않는 '반 기능적'인 움직임을 만든다. 스텝퍼, 일립티컬, 사이클 할 것 없이 마찬가지다. 레그 프레스 머신? 허벅지의 전면부만 발달시킨다. 포스테리어 체인Posterior Chain이 참여하지 않는 편향된 움직임 때문에 하체의 균형이 깨진다. 다리는 굵어졌는데 여전히 힘은 못 쓴다. 그래도 그 정도는 양호하다. 최소한 관절이 상한다는 이야기는 나오지 않기 때문이다. 스미스 머신? 무릎을 내밀면 압력이 무릎에 집중되고 그렇다고 발을 앞으로 내밀면 허리에 걸리는 압력이 늘어난다. 번쩍거리는 헬스장의 '머신'들을 활용하는 가장 좋은 방법은 '활용하지 않는 것'이다. 여러분이 알고 있는 헬스장은 스트렝스 훈련이나 컨디셔닝 훈련과 같은 기능성 운동을 하기에 적합한 곳이 아니다. 그곳에 대오를 맞춰 길게 늘어선 러닝 머신들, 추와 도르래가 잔뜩 꽂힌 운동 기구들, 제자리에 서서 땀 흘리는 사람들로 가득 차 있다면 몸에 해로울 가능성이 더욱 크다.

슬픈 마네킹

운동하기 위해 만든 장소라면서 운동하기에 좋지 않다니 이런 앞뒤 안 맞는 경우가 어디 있을까. 대체 누가, 왜 이런 짓을 벌이는지 반문하고 싶을 게다. 너무 어렵게 생각할 필요는 없다. 대중들을 현혹해 돈을 쓸어 담아 온 20세기 피트니스 산업 자체가 거대한 금융 사기와 마찬가지다. 그리고 범죄의 목적은 늘 그렇듯 세 가지 정도로 압축된다. 원한, 치정 그리고 금전. 다 돈 때문에 벌인 짓이다. 러닝 머신을 비롯해 각종 운동 기구를 만드는 회사들은 끝없는 호황을 맞았다. '최신'과 '첨단'이라는 이름에 걸맞게 해마다 새로운 운동 기구들을 출시하고 유명한 보디빌더나 스포츠 선수들을 후원했다. 기업들은 신상품이 나올 때마다 신문과 잡지에 막대한 광고를 뿌렸다. 멋진 몸매의 모델이 난생처음 보는 기구 위에 앉아 어색한 미소를 지어 보이면 운동 효과에 대한 설명은 끝난 것이었다. 어떻게 작동하는지도 알기 어려운 운동 기구와 전기로 돌아가는 기계들이 들어찬 헬스장은 어느새 일상이 되었다. 사람들은 어느덧 운동하는 곳이란 어디나 다 그렇게 생겼으려니 하고 여기게 되었다. 그런데 이상한 일이 생겼다. 헬스장에서 아무리 오래 뛰고 땀 흘려도 현대인은 이전보다 뚱뚱하고 약해져 간다. 러닝 머신은커녕 변변찮은 운동 기구 하나 존재하지 않았던 아버지와 할아버지 세대보다 헬스장 세대들은 허약해졌다. 팔뚝은 굵어졌지만 어깨는 굳어 버렸고, 무릎과 발바닥은 운동하기 전보다 더 쑤시고 결린다. 사람들은 헬스장에 갇혀서 자기도 모르는 사이 유리 벽 속에 갇힌 마네킹이 되어 가고 있다. 기능하는 진짜 몸이 아닌 보여 주기 위한 몸. 박제되어 버린 몸뚱이들만 남았다. 헬스장이 내 몸을 망쳐 왔던 것이다.

21세기 들어서야 사람들은 뒤늦게 러닝 머신과 헬스장이 없던 시절로 돌아가야 한다는 진실을 깨우쳤다. 약 100년 전까지만 해도 체육관에는 밧줄, 철봉, 역기와 아령 같은 아주 원초적인 단련 도구들만 존재했다. 약 1만 년 전에는 철봉, 역기와 아령 없이도 건강하고 강인한 구석기인들이 살았다. 우리가 구식이라고 백안시해 왔던 방식일수록 인간의 본성에 적합한 일종의 '아키타이프archetype'였던 것이다. 운동에 있어 과거의 방식을 되살리려는 시도들은 단순한 복고가 아니다. 원형으로의 회귀를 뜻한다. '옛것이 좋은 것Oldies but Goodies'이라는 격언을 절로 곱씹게 되는 순간이다. 이제 어디서 그 답을 찾을 것인가? 식단과 마찬가지로 원시의 청사진에서 해법을 엿본다.

B.C. 10000

교통수단은 고사하고 부릴 만한 가축조차 없던 시절의 이야기다.

사내는 사냥감을 찾아 하릴없이 '걸었다.' 맨발로 하루에도 몇 번씩 걷고 또 걸었다. 태양이 가장 높은 곳에 솟았을 무렵 사내의 눈앞엔 목을 축이는 데 여념이 없는 사슴 무리가 들어왔다. 사내의 움직임이 신중해졌다. 수풀 사이에 몸을 숨기고 소리 죽여 한 걸음씩 다가가자 창을 쥔 손끝이 조금 떨렸다. 개울 저편까지 거리를 재던 사내는 이윽고 있는 힘껏 창을 '던졌다.' 창은 뿔이 덜 자란 어린 사슴 한 마리에게 날아가 박힌다. 놀란 녀석이 날뛰기 시작하자 사슴 떼는 사방팔방으로 흩어진다. 사내 역시 창에 맞은 표적을 따라 '달리기' 시작한다. 흥분해 이리저리 날뛰던 놈의 저항은 그리 오래가지 못했다. 제 풀에 지친 사슴이 고꾸라지자 사내도 비로소 거친 숨을 고른다. 그러나 이제부터 새로운 시작이다. 묵직한 사냥감을 옮기고 다듬는 일이 남아 있다. 축 늘어진 사냥감을 불끈 '들어서' 짊어졌다. 돌아가는 몸은 무겁지만 그래도 발걸음은 가볍다. 해 질 녘에 보금자리에 들어서자 다들 난리다. 뿌듯한 하루였다. 불가에 앉아 배부르게 먹고 드러눕자 근심 걱정이 사라진다. 실컷 먹고도 고기가 남았으니 당분간 사냥 나갈 필요도 없겠다. 한 며칠 푹 좀 쉬어야겠다.

앞에서 구구절절 설명했던 체육계의 역사와 각종 이벤트, 생리학적 지식과 이론은 모두 다 잊어도 좋다. 누누이 강조했던 스트렝스니 컨디셔닝 같은 개념까지 잊어버려도 좋다. 이 짧은 이야기 속에 이보 다이어트를 위한 운동의 종류는 물론이거니와 강도, 빈도에 대한 힌트까지 모두 녹아 있기 때문이다.

언제, 어떻게, 얼마나 움직여야 할까?

기능적으로 움직여라

걷고, 뛰고, 던지고, 들어서 옮기고……. 구석기 사냥꾼이 보여 준 이러한 움직임을 우리는 통칭 '기능성 운동-Functional Movement'이라 부른다. 앞서서 엄청난 페이지를 할애하며 설명한 스트렝스 훈련과 컨디셔닝 훈련도 이런 기능성 운동의 일종이다. 보디빌딩 일변도로 수십 년을 지탱해 온 전 세계 피트니스 업계가 최근 들어 주목하는 영역이기도 하다. 하여 '기능성'이라는 표현을 놓고 뭔가 유례없던 최신의, 혁신적인 운동법이라 착각하는 사람들도 있다. 그렇지 않다. 기능성 운동이란 누군가 하루아침에 뚝딱 만들어 낸 상품이 아니다. 일상적인 움직임과 운동 경기에서 찾아볼 수 있는 동작 가운데 인류의 진화 과정에 부합하는 '자연스러운' 움직임을 총칭한다. 기능성을 체험하기 위해서 으리으리한 운동 기구나 자격증이 중요한 게 아니다. 인체의 해부학적 구조에 잘 들어맞는가, 오랫동안 인류와 함께한 보편적인 움직임인가를 중요하게 생각한다. 우리의 먼 이웃인 영장류와 비교를 통해 한번 알아보자.

오랑우탄, 고릴라, 침팬지 할 것 없이 영장류들은 지독한 가분수다. 나무를 타기 위해 상체는 무지막지하게 발달되어 있다. 악력을 위시해 당기는 힘의 크기도 엄청나다. 반대로 하체와 고관절의 발달은 미약해 대지에 서면 제대로 걷지도 못하고 팔자걸음으로 아장거린다. 반대로 인간은 250만 년 전 호모 하빌리스 때부터 나무에서 내려와 두 다리로 걷기 시작했다. 덕분에 우리는 철봉에 매달려 1분도 버티기 어려울 정도로 당기는 힘은 약해졌지만 한 시간을 걸어도 멀쩡할 정도로 튼튼한 다리와 발달된 고관절엉덩이을 얻었다. 여기에 착안해 약점은 보완하고 장점은 강화해 보자. 먼저 평소에 쓰지 않는 '당기는 근육들*'을 자극하기 위한 움직임으로 철봉이나 고무줄 당기기 같은 동작이 떠오른다. 고관절과 하체의 움직임을 극대화하는 달리기나 점프 동작을 섞어 주면 금상첨화다. 이런 기능적인 움직임을 만나면 몸은 문자 그대로 '깨어날' 것이다. 이보 다이어트와 마찬가지로 인류의 '본성'에 가까운 동작들이기에 당연한 반응이다. 수렵채집 활동을 하던 구석기인들은 일상에서 이런 동작을 체화하고 살았다. 그 기초가 되는 걷기, 달리기, 던지기, 들어서 옮기기 등의 원초적 움직임은 인류의 가장 오래된 스포츠 축제, 고대 올림픽 5종 경기육상, 레슬링, 투창, 멀리뛰기, 원반던지기를 구성하는 움직임이기도 하다. 기능적으로 움직이라는 말은 인류 본연의 모습에 충실히 움직이라는 뜻이다.

이를 충실히 반영해 스트렝스 훈련은 '들어서 옮기기'를 적용해 구현하고 컨디셔닝 훈련은 달리기나 던지기를 응용해 프로그램을 짜면 좋다.

활동이나 노동이 아니다, 운동이다

운동의 종류를 정했으니 구체적인 강도를 설정해 보자. 활동과 노동 사이에 위치할 때 그 동작을 운동이라 부를 수 있다. 활동이란 자극과

---

* 몸의 후반부에 위치한다 하여 포스테리어 체인(Posterior chain)이라 부르기도 한다.

발전이 없는 움직임을 말한다. 정처 없이 고수부지를 어슬렁거리거나 입을 반쯤 벌리고 러닝 머신 위에서 흐느적거리는 동작은 운동이 아닌 '활동'이다. 몸과 마음이 고양되지 않으니 신체 능력 개선도 없다. 반대로 노동은 자극이 넘쳐 피로가 되는 움직임이다. 노동 뒤엔 피로가 쌓이고 회복되지 않아 점차 신체 능력이 감소한다. 이 사이에 위치하는 움직임이 운동이다. 할 때는 힘들지만 휴식과 회복을 거치면 심신이 단련되는 적절한 자극. 이를 위해선 짧고 굵게 움직여야 한다. 그래서 운동할 때 자주 언급되는 롤 모델이 '사냥하는 사자'다.

사자는 대부분의 시간을 한가로이 노닐다 어쩌다 한 번 사냥에 나선다. 아주 짧은 시간이지만 전력으로 질주해야 사냥감을 포획할 수 있다. 사냥에 성공하면 배부르게 먹고 다시 실컷 늘어지게 잔다. 구석기 수렵 채집인들의 활동 역시 이와 같았다. 이들의 평균 노동 시간은 주당 20시간을 넘기지 않는다. 일 평균 노동 시간 세 시간 정도에 그나마 이동 시간을 제외하면 실제 운동 시간, 즉 앞서 묘사한 사냥 장면과 같이 폭발적으로 힘을 방출하는 운동 시간은 하루 한 시간 이내였다. 결국 운동의 빈도보다 강도에 집중하라는 이야기다. 집중하지 않고 책상 앞에 앉아만 있는 수험생의 실력은 절대로 늘지 않는다. 저학년 교과서만 들여다보고 있어도 변화는 없다. 반대로 이해도 안 되는 고학년 과정만 넘보면 시험 점수가 떨어지기도 한다. 활동과 노동 사이의 운동이 필요하다는 말이다. 앞서서 우리는 '고강도'라는 이름으로, 운동에 걸맞는 자극의 크기를 오랫동안 고심해 나름의 결론을 얻었다.

휴식도 운동의 일부다

많은 사람들이 오해하고 있는 부분이기도 하다. 학창 시절부터 사회생활까지 무조건 학습량과 업무량으로 밀어붙이는 '오버 트레이닝'이 생활화된 까닭일까? 운동은 무조건 자주, 많이 할수록 좋다고 착각하는 이들이 있다. 하지만 위에서 말한 운동의 종류와 운동의 강도를 따른다면 다들 체감할 것이다. '한번에 한 시간씩 주 3회, 즉 일주일에 총 세 시간도 만만치 않다'는 사실을. 보통은 주 2회 운동을 권하고 지나치게 활동적이거나 회복력이 좋은 사람에 한해서 격일 운동주 3회을 권한다. 매일 운동할 수 있다면 잘못하고 있는 것이다. 그건 운동이 아닌 활동이다. 그러나 이처럼 운동의 종류, 강도, 빈도에 대해 명확한 그림을 가지고 접근하는 사람은 극히 드물다. 대부분의 사람들은 운동을 시작하면 이른바 '유산소의 덫'에 걸려 점점 수렁 속으로 빠져든다는 걸 앞서 확인했다. 그러나 고강도 운동에 최적화된 빈도와 시간은 '주 2~3회, 회당 1시간 안팎'이다. 이것은 앞서 간 많은 사람들이 경험을 통해 얻어낸 값진 결과이기도 하다. 우리는 언제나 거인들의 어깨 위에 서 있다.

구석기인처럼 먹고 움직여라!

기능성, 스트렝스, 컨디셔닝, 고강도, 적절한 휴식. 이 모든 것을 다시 하나로 묶는 이야기와 함께 이번 장을 마치고 싶다.

1980년대 말 정치가와 운동가들은 아마존 남벌을 막기 위한 일련의 프로그램을 시작했고, 아마존 인디오들을 뉴욕에서 열린 환경 회의에 초청했다. 그 회의에 초청된 인디오 일행이 센트럴 파크에서 조깅하는 사람들과 마주쳤다. 인디오들에게는 이 운동이라는 개념이 너무나 우스꽝스러웠다. 뚜렷한 이유 없이 달리는 그 사람들이 이 실제적인 수렵인들에게는 어리석어 보였다. 그들의 고향인 열대 우림에서는 모든 행동에 역할과 목적이 있었다. 가야할 곳도, 피해야 할 포식 동물이나 적, 잡을 동물도 없는데 무작정 달려서 무엇을 얻겠는가?28)

코데인 박사의 책에 소개된 이 사례야말로 이보 다이어트를 위한 운동의 가장 큰 원칙을 보여 준다. 바로 합목적성이다. 수단이 아닌 그 자체가 목적이 되는 운동은 위에서 말한 세 가지 특징^{기능성, 강도, 빈도}을 자연스럽게 만족시킬 수 있다. 목적이 없기 때문에 피트니스 클럽에서 돈과 시간을 쏟고도 재미는 둘째치고 건강도 챙기지 못한다. 하지만 현대인이 당장 밀림으로 돌아가 수렵과 채집을 시작할 수도 없는 노릇이다. 그렇다면 대체 어디서 '목적'을 찾을 수 있을까? 이런 물음에 대한 최선의 답이 바로 '스포츠^{운동 경기}'다. 조기 축구든 테니스든 스포츠는 최고의 운동법이다. 그 자체가 즐거움을 위한 목적이며 기량 향상에 욕심낸다면 큰 동기 부여가 된다. 목적을 가진 움직임이 사라진 현대에서 구석기적인 움직임을 가장 근접하게 재현해 낼 수 있는 것은 바로 스포츠를 이용한 여가 활동이다. 거기에 덧붙여 그로 인해 확장된 대인 관계와 사교에서 얻어지는 부차적인 즐거움까지 누릴 수 있다. 그렇다면 지금까지 침을 튀겨 가며 떠들어 댄 스트렝스 훈련이나 컨디셔닝 훈련은 뭐가 될까? 취미로 규칙적인 스포츠를 선택한 사람들은 더 나은 기록, 향상된 퍼포먼스를 위해 나중엔 누가 시키지 않아도 따로 시간과 돈을 쓰면서까지 스트렝스와 컨디셔닝 훈련에 매진하게 되어 있다.

구석기인을 닮은 운동법이 멀리 있는 게 아니다. 지금 여기 잠자고 있는 당신의 몸을 깨워 목표를 세우고 있는 힘껏 달려 나가라. 목적이 있는 자연스러운 움직임, 그게 바로 구석기인의 운동이다.

쉬어 가는 이야기 11
남자처럼 운동하면 여신이 된다

약속한 대로 구체적인 스트렝스와 컨디셔닝 운동의 종류와 실행법에 대해 설명할 시간이다. 남자 중에서도 '상남자' 구석기인처럼 운동해야 탄력이든 뒤태든 원하는 바를 얻을 수 있다.

데드 리프트

스트렝스 훈련의 일종이다. 데드 리프트^{dead lift}는 이름처럼 몹시 직관적인 운동이다. 바닥에 죽은 듯이 놓인 물체를 땅에서 들어 올리면 ^{lift} 끝이다. 데드^{dead}란 물체가 아무런 외력을 받지 않고 가만히 정지해 있는 지점을 말한다. 따라서 데드 리프트의 이름을 풀이하자면 '바닥에서 들어올리기'라는 뜻이다. 데드 리프트는 바닥에 가만히 놓인 물체를 뽑아 올리는 운동이며, 모든 반복 수는 바닥에서부터 시작해야 한다. 그래서 데드 리프트를 여러 번 반복할 때는 매번 바닥에 내려놓고 다시 시작해야 한다. 이때 바닥에 울리는 진동과 소음을 이유로 소위 '헬스장'에선 데드 리프트를 금지하는 어이없는 일도 벌어진다. 바벨이든 케틀벨이든 도구는 상관없다. 허벅지와 엉덩이 뒤쪽에 자극이 걸리며 허리를 굽히지 않고 하체의 힘으로 바닥에서 들도록 하자.

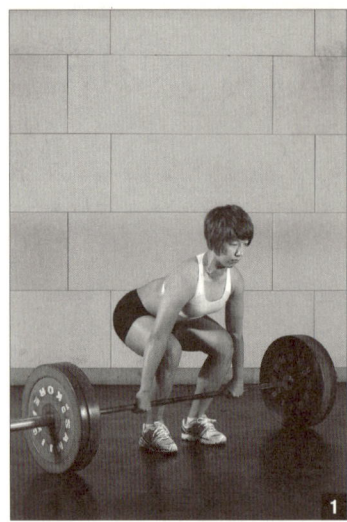 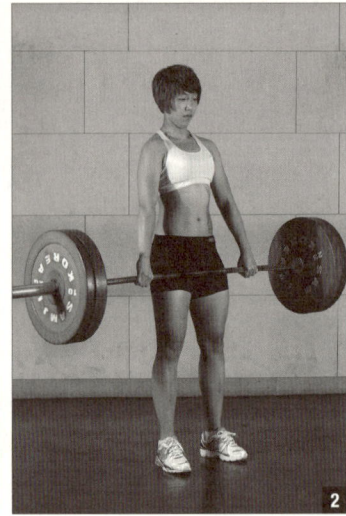

가장 원초적이고 근본적인 힘을 키우는 운동이다. 평평한 지면에 바벨을 세팅하고, 허리가 굽지 않게 들어 올린다. 최대한 밑창이 얇고 굽이 없는 운동화를 신어야 한다.

여성이라면 자기 체중만큼, 남성이라면 자기 체중 두 배만큼의 무게를 드는 걸 목표로 삼고 매진하자. 처음 운동을 배운 초보들은 약 4주 정도는 운동이 아니라 정확한 동작을 배우는 데 집중해야 한다. 5회 이하의 스트렝스 훈련이 좋지만 이 시기에 무작정 이렇게 시작하면 부상 위험이 크다. 초기 8주는 '동작을 배운다'는 기분으로 적응기를 가지면서 주 10~15회 정도 가능한 무게로 여러 번 반복한다.

턱걸이

스트렝스 훈련에 속한다. 인류가 나무에서 내려와 직립 보행을 시작

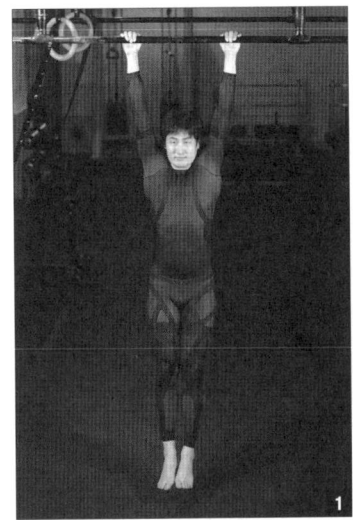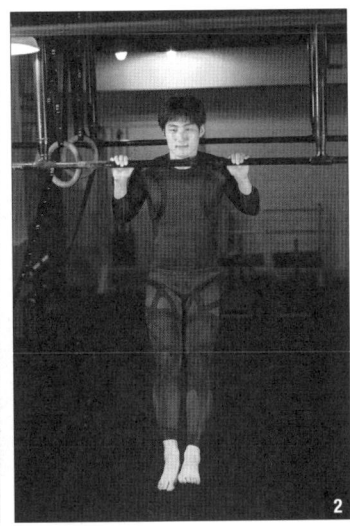

어깨와 팔꿈치를 완전히 편 상태에서 철봉을 어깨 넓이로 잡고 매달린다. 머리끝에서 발끝까지 야구 방망이가 된 느낌으로 전신을 긴장시킨 뒤 쇄골 아래가 철봉에 닿을 때까지 끌어 올린다.

하면서 생긴 약점을 메울 수 있다. 몸에 존재하는 근육들을 하나하나 나눠 환원적으로 생각하는 보디빌더들은 턱걸이를 단순히 '등 운동', '광배근 운동'이라고 부른다. 그러나 이는 턱걸이의 진짜 의미를 모르고 하는 말이다. 턱걸이는 상체와 하체를 이어 주는 운동이다. 바벨을 이용하지 않는 맨몸 운동들의 특징인 '전신 협응력'이 두드러지며 이로 인해 '복근 자극'까지 이루어진다. 턱걸이를 하다 보면 몸 전체 연결을 담당하는 복근에 상상 이상의 자극이 느껴질 것이다. 따라서 턱걸이에 매진하면 따로 자잘한 복근 운동을 하지 않아도 복근이 잡힌다. 더불어 여성들에겐 힙 업 효과까지 있다.

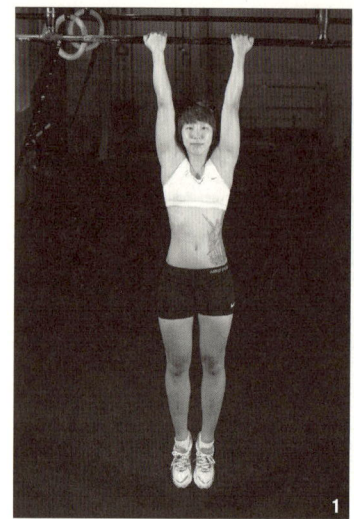 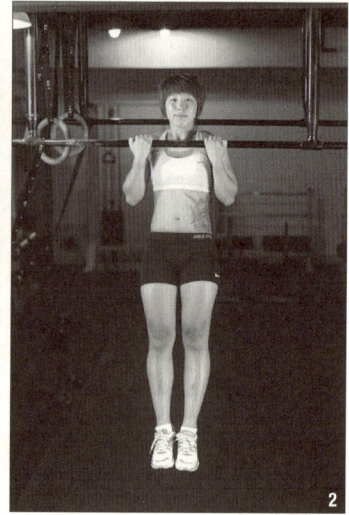

초보는 손등이 아닌 손바닥이 보이게 잡고 마찬가지로 쇄골이 닿을 때까지 일직선이 된 몸을 끌어 올린다.

버피 테스트

컨디셔닝 훈련의 일종이다. '악마의 운동', '지구상에서 가장 빨리 살이 빠지는 운동'과 같이 무시무시한 별명이 따라붙는 버피 테스트 Burpee Test다. 남성들에겐 군대 유격 체조 중 '피티 3번' 혹은 '쪼그려 뻗치기'라는 이름으로 더욱 친숙하다. 온몸 비틀기와 함께 유격 체조 가운데 가장 힘든 난관으로 두고두고 회자되고 있는 만큼 그 운동 강도는 의심할 여지가 없다. 버피 테스트는 미국의 운동 생리학자 R. H. 버피 R. H. Burpee 박사의 이름을 딴 시그니쳐 무브 Signature Move다. 2차 대전 당시 미국 특수 부대원의 체력 검정을 위해 특별히 고안되었다. 최

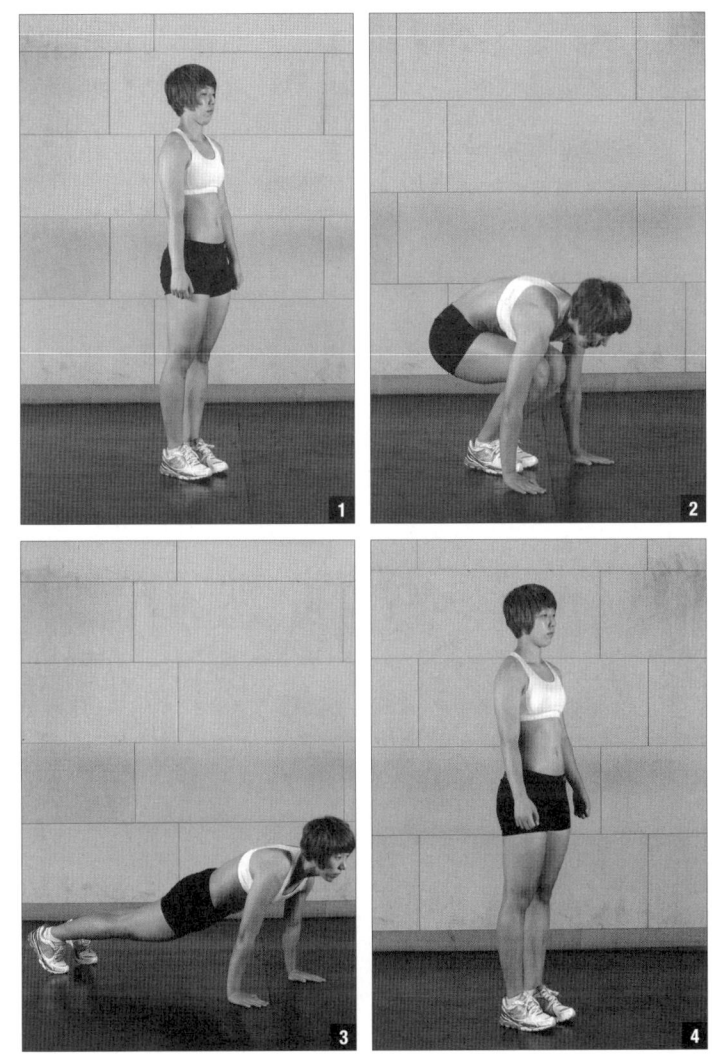

가장 기본 동작은 서 있던 자세에서 엎드려 뻗치는 자세를 취했다 다시 일어나는 것이다.

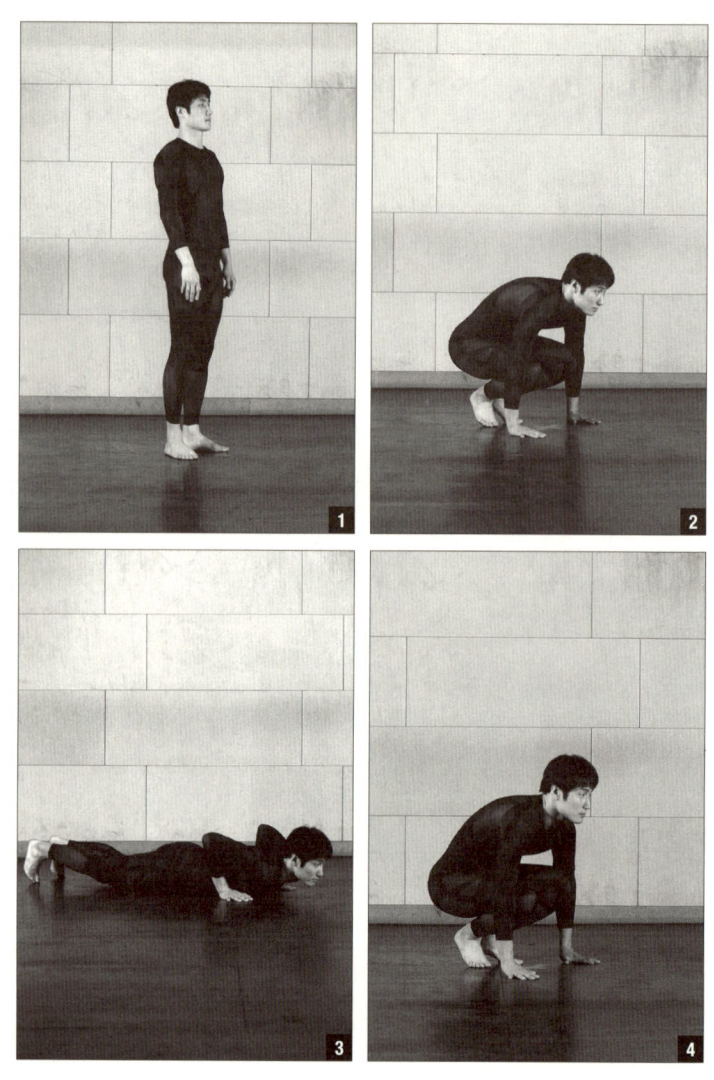

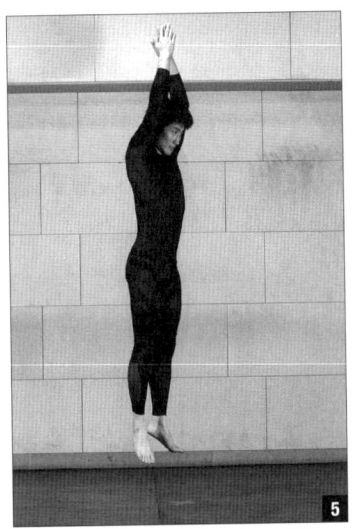

엎드리는 동작에서 팔 굽혀 펴기를 추가하거나 일어나 마무리 동작에서 점프를 추가하는 등 약간의 변형을 가하면 운동 강도를 밑도 끝도 없이 끌어올릴 수 있다.

정예 군인들을 선발하기 위해 일부러 인간이 하기 힘든 동작들을 이어 붙여 사상 최악의 운동이 탄생했다. 동작은 단순해 보이지만 순식간에 심박 수를 임계점까지 끌어올린다. 여러 가지 변형이 가능해 몸이 익숙해지려야 익숙해질 수 없는 운동이다. 그리고 무엇보다 별도의 기구와 비용 없이 자신의 몸을 운동 기구 삼아 언제 어디서나 할 수 있다는 것이 가장 큰 장점이다.

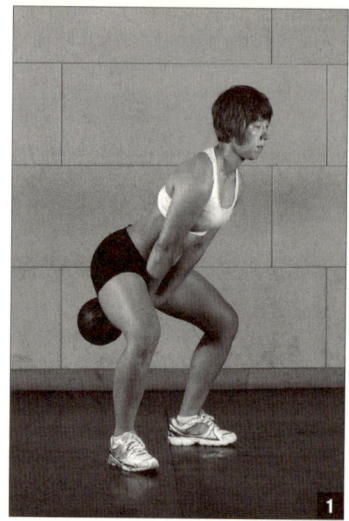 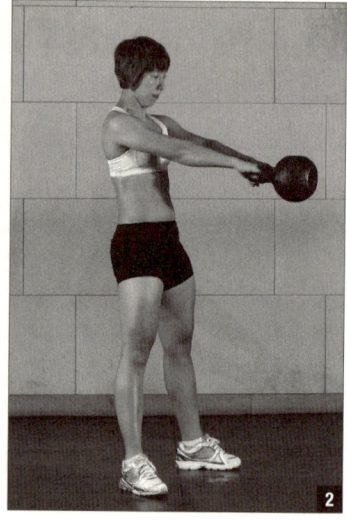

팔에 힘을 빼고 엉덩이의 힘을 이용해 케틀벨을 쏘아 보낸다. 케틀벨이 지나치게 높이 올라가지 않도록 가슴 높이에서 끊었다 내린다. 다리나 팔 힘이 아닌 엉덩이의 힘으로, 위아래가 아닌 앞뒤로 벨을 흔든다.

케틀벨 스윙

컨디셔닝 훈련의 한 가지다. 이젠 너무나도 '핫'해진 운동 기구 케틀벨 Kettle bell을 이용한 운동법 가운데 가장 기초적인 동작이다. 케틀벨 스윙은 순수한 체지방 감소 효과 이외에도 '몸의 기능성'을 깨우는 운동으로 아주 좋다. 고관절을 접었다 펴는 동작은 오랫동안 의자에 앉아 생활하는 사람들이 잊어버린 에너지를 되찾게 해 준다. 또 하나의 장점은 관절 문제로 버피나 달리기가 부담되는 고도 비만 환자들도 무릎과 발목에 아무런 리스크 없이 실시할 수 있다는 점이다. 한 평 남짓한 공간만 확보되면 할 수 있다는 것 역시 매력적이다.

이 운동들을 조합해 제시할 수 있는 가장 모범적인 프로그램은 월수금, 주 3회 D-S-D다. 월요일은 데드 리프트, 수요일은 케틀벨 스윙 혹은 버피, 금요일은 다시 데드 리프트를 한다. 일주일에 한 번씩 데드 리프트의 무게를 올리고 버피나 스윙의 개수 역시 늘려 나가자. 좀 더 빠른 효과를 보고 싶다면 데드 리프트를 하는 날 스트렝스 훈련이 끝난 뒤 스윙을 추가한다.

쉬어 가는 이야기 12
스팟 리덕션은 가능한가?

다이어트를 통해 '걸 그룹처럼 가는 다리와 빵빵한 볼'을 동시에 가질 수 있을까? 다이어트 계획을 세운 여성들이 자주 묻는 질문이기도 하다. 결론부터 말하자면 이는 '시술'의 결과지 결코 '운동과 다이어트'의 결과물이 아니다.

몸에서 체지방이 분해되는 순서는 부위별로 정해져 있고 이는 인종, 성별, 유전에 따라 선천적으로 결정된다. 같은 비만이라도 동양 여성에게선 상체 중심의 '사과 형 몸매'가 자주 나타나고, 서양 여성들은 하체 중심의 '서양배 형 몸매'가 많다. 여성 호르몬과 리포단백 리파아제Lipoprotein Lipase, LPL의 영향으로 여성은 남성보다 엉덩이와 허벅지에 살이 많이 찐다. 체지방 분해 순서도 이처럼 태생적으로 결정되는 요소다. '얼굴―배―가슴―팔―허벅지―엉덩이' 순서를 따라 빠지는 게 일반적이다. 실제 일반인 여성 412명을 대상으로 한 설문 조사 결과* '얼굴부터 살이 빠진다'고 답한 응답자가 42퍼센트[173명]로 가장 많

---

* 365MC 비만 클리닉에서 2008년 9월 실시. 그밖의 응답자는 복부 26.7퍼센트(110명), 가슴 19.9퍼센트(82명), 허벅지 8.3퍼센트(34명), 팔 2.7퍼센트(11명), 엉덩이 0.5퍼센트(2명) 순으로 나타났다.

왔다. 얼굴은 피하 지방이 40퍼센트를 차지하고 있고 단위 면적당 가장 많은 근육이 밀집되어 있기 때문에 이 같은 현상이 나타난다. 근육 내부에는 지방 분해를 촉진하는 효소, 베타β 수용체가 분포하는데 특히 얼굴 근육에 집중되어 있다. 따라서 살을 빼기 시작하면 뼈만 앙상한 다리가 되기도 전에 볼살부터 모두 빠지게 된다. 결국 미디어에 노출되는 지나치게 마른 뼈만 남은 다리와 빵빵한 볼의 공존은 운동과 영양이 아닌 현대 의학의 산물로, 일단 비쩍 마를 때까지 살을 뺀 뒤 필러 시술로 볼살을 채운 결과다.

하지만 막상 시술받은 사람들이 이 같은 사실을 최대한 감추려 하기 때문에 '스팟 리덕션 Spot Reduction, 부위별 살 빼기'과 같은 잘못된 상식이 통용되고 있다. 예를 들어 뱃살을 빼고 싶으면 복근 운동을 하고 다리를 가늘게 하려면 하체 운동을 하는 식으로 해당 지점의 근육 운동을 하는 것이다. 그러나 이미 짐작했겠지만 이는 일종의 희망 사항에 불과하다. 대다수의 피트니스 전문가들은 몸의 특정 부위만 떼어서 그 부분 지방을 제거하는 건 불가능하다고 보고 있다. 실제로 운동을 시작하면 전신의 체지방이 전체적으로 줄어든다. 마치 몸 전체를 둘러싼 커다란 물주머니에서 물을 빼낸다고 특정 부분만 줄어들지 않는 것과 마찬가지다. 오히려 다리 운동만 열심히 한다면 다리가 더 굵어질 가능성도 있다. 한쪽 팔만 반복적으로 사용하는 테니스 선수들의 사진을 보면 주로 쓰는 팔이 눈에 띄게 굵은 것을 쉽게 확인할 수 있다. 이처럼 해당 부위를 운동해서 그 부분의 살을 빼겠다는 '부위별 운동법'은 애초에 논리적으로 맞지 않는 발상이다.

스팟 리덕션과 마찬가지로 있었으면 좋겠지만 실제론 존재하지 않는 운동법이 하나 더 있다. 근육의 크기는 키우지 않고 모양만 변하게 만든다는 '토닝toning'이다. 특히 수많은 헬스 트레이너들이 '가벼운 무게로 수십, 수백 번을 반복하는 방식'이 이 같은 효과를 준다며 광고하고 있다. 그러나 근육의 탄력은 기본적으로 굵어지기 때문에 나타난다. 운동으로 자극받아 손상된 근육 섬유가 회복되는 과정에서 이전보다 굵어지기 때문에 탄력이나 힘이 생기는 것이다.

그렇다면 날씬하고 예뻐지기 위해선 근육 운동 없이 식이 조절만 해야 한다는 말일까? 그렇지 않다. 다이어트로 체지방이 빠진 부분의 피부를 운동 없이 방치하면 늘어지고 주름이 생긴다. 근육 운동을 통해 이 부분을 바로잡아 주지 않으면 다시 피부 절개술의 도움을 받아야만 한다. 결국 '근육 운동을 열심히 하되 최대한 굵어지지 않게'하는 것이 관건이다.

과연 어떻게 운동을 해야 필요 이상으로 굵어지지 않으면서 탄력과 힘이 생길까? 답은 이미 나와 있다. 스트렝스 훈련과 컨디셔닝의 주기적인 적용. 그것이 답이다. 남자처럼 움직이면 여신이 된다.

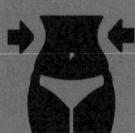

part 07
드디어 찾은 해답,
이보 다이어트

콘크리트 정글에 갇힌
현대인을 구원하다.

이보 다이어트는
현대 문명에 상처받은 본능을 치유하는 처방전이다.

우리는 모두 콘크리트 정글 속의 원시인이다

자연은 본연의 모습에 충실할수록 아름답다. 고양이가 풀을 먹고 살 수 없고 소에게 고기를 먹이면 미쳐 버리듯 사람도 본성에 충실할 때 가장 건강하다. 지금으로부터 까마득한 먼 옛날, 종種으로서 본능에 충실했던 구석기인들은 현대인과 비교할 수 없을 만큼 강인하고 건강했다. 그때부터 지금까지 우리의 몸은 변하지 않았다. 그러나 우리를 둘러싼 환경이 너무나 빠르게 변했다. 농경의 시작, 목축의 유행, 철제 농기구의 등장과 생산량 폭증, 설탕과 소금의 정제, 내연 기관 발명, 전기와 원자력, 화학 첨가물과 합성 조미료까지……. 하나하나가 세상을 뒤흔든 변혁 앞에서 여전히 구석기에 머물고 있는 우리 몸은 어안이 벙벙할 따름이다. **우리는 하나같이 '콘크리트 정글 속의 원시인들'이다.** 진화적인 측면에서 봤을 때 우리의 몸은 자가용 운전이나 온라인 게임보다 수렵과 채집에 적합한 상태다. 문명 속에서 우리가 잃어버렸던 본능과 건강을 되찾기 위해 구석기 선조들의 식습관과 생활 방식을 복원할 필요가 있다. 이를 확인하기 위해 우리는 지금까지 인류의 역사화 진화, 고고학적 유물과 상상력, 수렵채집 부족 참여 관찰에 이르기까지 많은 것을 보고 배웠다. 그리고 다음과 같은 원시의 청사진을 인화했다.

- 녹말이 거의 없는 식사
- 깨끗한 섭생(자연산 식재료)
- 동물성 식품과 식물성 식품의 균형
- 규칙적인 기능성 운동

원시의 청사진에 근접하기 위해선 '어떻게' 먹느냐보다 '무엇을' 먹느냐가 관건이었다. 위의 원칙에 입각해 식품을 선별한다면 늘 배부르도록 먹어도 살이 빠지게 되어 있다. 그러나 문제는 우리가 사는 곳이 21세기 한반도라는 사실이다. OECD 가입국 가운데 독보적으로 긴 노동 시간, 독특한 음주 문화, 잦은 회식과 외식이 직장인들을 옭아매고 있다. 이런 상황임에도 무작정 원론에 입각한 다이어트를 강요한다면 오히려 갈등만 증폭시킨다. 대다수의 다이어트 식단이 가진 문제점은 '혼자 먹는 식사'를 상정하는 데서 발생한다. 일반적인 식당이나 가정에서 접하는 일상식과 거리가 있다. 이는 음식을 나누는 행위를 매개로 형성되는 인간관계와 사회생활을 방해한다. 결국 한국 사회에서 다이어트를 하고자 하는 이들에게 심각한 갈등을 불러일으킨다. 다이어트를 하는 동안 사회생활과 인간관계를 포기할 것인가, 관계를 유지하며 다이어트를 포기할 것인가? 결국 원시의 청사진과 팍팍한 현실 사이에서 우리는 적절한 균형점을 찾아야 한다. 원시의 청사진을 관통하는 대원칙을 충분히 이해하고 이를 활용해 난관들을 해결해 나간다. 외식에선 차선과 차악을 구분하고 '어떻게 먹느냐'를 통해 덜 깨끗한 재료를 가지고도 효과를 극대화한다. 바로 이런 지식과 기술이 이보 다이어트의 뼈대다. 여기에 다른 곳에서 볼 수 없었던 이보 다이어트만의 독특한 운동법이 방패가 되어 줄 것이다. 단순한 근비대가 아닌 스트렝스 훈련과 짧고 효율적인 고강도 컨디셔닝을 접목시켜 운동 시간은 짧게, 횟수는 적게, 효과는 오래가도록 한다. 더 나아가 운동 후에도 신진대사의 방향 자체를 변화시켜 여러분의 다이어트를 도울 것이다. 오래 기다렸다. 드디어 이보 다이어트의 기본 원칙과 구체적인 실천을 공개한다.

원칙과 테크닉을 숙지하는 1기

식사량

이보 다이어트는 크게 세 시기로 구분되며 초기인 제1기에 좋은 습관을 확실하게 익히는 게 중요하다. 칼로리에 집착하지 않고 '영양소'를 기준으로 하루 식사량을 산정한다. 이는 '어떻게'에 초점을 맞춘 방법이지만 다이어트 초기엔 나름의 의미가 있다. 잊고 살아온 본성을 일깨울 때까지 이런 엄격하고 번거로운 계량이 도움이 될 것이다. 먼저 체중을 기준으로 영양소의 일일 섭취량을 정한다. 체중킬로그램에 1.5를 곱해 일일 '단백질 최저 섭취량'을 정한다. 가령 체중이 60킬로그램이라면 일일 단백질 최저 섭취량은 90그램, 50킬로그램이라면 75그램이 된다. 이보다 많이 먹는 건 괜찮지만 그 이하로 먹으면 곤란하다. 이는 미 FDA 일일 권장량_{자신의 체중과 같은 양}과 고강도 훈련을 거듭하는 운동선수들의 일일 권장량_{체중의 두 배} 사이에서 잡은 중간 값이다. 탄수화물 섭취량은 단백질의 두 배, 지방 섭취는 단백질의 반으로 한다. 체중이 60킬로그램인 성인이라면 단백질 90그램, 탄수화물 180그램, 지방은 45그램을 일일 섭취 목표량으로 잡는다. 굳이 칼로리를 기준으로 해석하자면 '3대 영양소가 차지하는 칼로리 비중이 1:1:1에 근접한 상태'가 된다.

식사 주기

하루 총 섭취량을 3:3:1:3으로 나눠 네 번 섭취한다. 아침—점심—간식—저녁의 순서가 될 것이다. 체내 호르몬 분비와 위장의 소화 속도에 따라 산출된 성인의 평균적인 공복 주기인 4~5시간에 맞추기 위함이다. 출근 시간과 점심시간이 정해진 직장인의 경우 아침과 점심은 이 간격을 고수한다. 그러나 시도 때도 없이 끼어드는 회의, 갑작스런 저녁 약속, 예정에 없던 야근은 저녁을 기약할 수 없게 만든다. 따라서 1만큼의 분량을 간식 삼아 오후 4~5시쯤 먹어 두는 것이 좋다. 사무실이나 공공장소에서 남들 눈치 보지 않고 먹을 수 있는 간단한 간식에 어떤 것이 있는지는 부록에 언급하였다.

사실 정해진 양을 엄수하기란 불가능하다. 전자저울이나 식품 영양 성분표를 놓고 아무리 머리를 쥐어짜도 탄수화물, 단백질, 지방 사이의 비율을 칼 같이 맞출 수는 없을 것이다. 다소간 오차는 필연적이니 감수하자. 그러나 절대로 양보할 수 없는 원칙이 하나 있다. '녹말'의 양은 최대한 줄이는 것이다. 녹말과 당분을 일일 탄수화물 섭취량 가운데 절반 이하로 묶어 두기 위해 심혈을 기울인다. 간식으로 빵이나 과자, 청량음료나 시럽이 들어간 커피를 즐겼던 이들이라면 괴롭겠지만 1기에서 가장 확실히 짚고 넘어갈 사안이다. 그래서 특히나 '집 밥'이 중요하다. 하루 한 끼는 밖에서 어울려 '밥'을 먹을 수밖에 없는 직장인의 경우 이미 밥 한 공기만으로 어지간한 성인 남자의 일일 탄수화물 허용치를 꽉 채우기 쉽다. 따라서 남들과 함께 먹을 수밖에 없는 점심은 일종의 패널티로 생각하고 아침과 저녁에서 최대한 실점을 만회하도록 노력한다.

운동

이 시기에 운동에 대한 강박을 가질 필요는 없다. 지나치게 의욕적인 첫출발은 작심삼일로 끝나기 마련이다. 아직은 계량해서 먹고 평소에 즐겨 먹던 주전부리를 멀리해야 한다는 스트레스만으로도 고역일 때다. 새로운 습관에 완전히 익숙해져 다음에 설명할 '점심 테크닉'을 자유자재로 구사하게 될 때까지 운동은 미뤄도 좋다. 그러나 가급적 운동을 빨리 시작하고 싶어질 것이다. 운동을 시작하면 운동 전후로 녹말이 들어간 '비율 1'만큼 간식이 허용되기 때문이다. 고강도 운동을 버티기 위한 적절한 에너지를 공급하고 빠른 회복을 돕기 위한 간식이다. 즉 운동을 시작하면 그에 대한 보상으로 처음에 측정했던 식사량에서 20퍼센트 늘어난 '나쁜 간식'을 먹을 수 있다. 운동 시작 약 두 시간에서 한 시간 전에 녹말이 들어간 간식을, 운동 후 한 시간이 지나면 녹말과 단백질이 함께 들어간 간식을 먹는다. 운동 후엔 무언가를 먹는 게 회복에 좋지만 굳이 운동 직후 간식을 고집할 필요까진 없다. 사실 고강도 컨디셔닝 직후엔 심박 수나 호흡이 안정되기 전까지 식욕도 저조하고 소화도 어렵다. 운동 후 약 한 시간 뒤 몸이 충분히 안정됐다면 그때 간식을 먹어도 무방하다. 이보 다이어트의 기본 원칙과 아래에 나오는 각종 식사 테크닉들을 조합해 생활 습관이 유지된다면 다이어트가 몸에 단단히 자리 잡았다고 할 수 있다. 수시로 WHR과 체중을 측정하며 몸이 올바른 방향으로 가고 있는지 확인한다.

하얀 가루

설탕, 소금, 녹말, MSG 등을 멀리한다. 설탕과 다이어트의 관계는 굳이 말할 필요도 없을 것이다. 설탕 이외의 소금, MSG, 녹말은 다이어트에 있어 '마의 삼각 편대'다. 직접 체지방으로 축적되지 않아도 식욕을 증진시켜 과식을 유발하기 때문이다. 동물성 식품과 달리 사실상 '무한대'로 섭취할 수 있는 녹말의 특성과 이를 부추기는 조미료들의 해악은 앞에서도 이미 언급한 바 있다. 먼저 MSG를 보자. 그 자체가 살을 찌우는 물질은 아니다. 그러나 소금과 녹말을 만나 시너지를 일으켜 위험하다. MSG는 뇌의 글루타민 수용체를 자극해 짠맛과 단맛을 더 강하게 느끼도록 만든다. 한마디로 조미료를 넣으면 그 부작용으로 더 짜게, 더 달게 먹게 된다. 이는 결국 녹말을 더 많이 먹는 결과를 낳는다. 재료비를 아끼기 위해 MSG 등으로 육수를 내는 음식점에 가면 평소보다 훨씬 더 많이 먹게 된다. 소금은 녹말에 맛을 부여할 뿐만 아니라 설탕의 단맛을 강화하는 숨은 기능을 갖고 있다. '팀탐'과 같은 수입 초콜릿 가공품의 나트륨 함량을 확인해 보면 깜짝 놀랄 게다. 짠맛이 나지 않는데 상당량의 나트륨이 함유되어 있다. 단맛을 강화하기 위한 것이다. 결국 더 많은 MSG는 더 많은 소금과 설탕을 부르고 이는 과식과 폭식으로 연결된다. 그 자체가 체지방으로 축적되는 설탕에 대해선 굳이 설명할 필요가 없을 것이다.

조리법

최대한 단순하게 조리해야 한다. 굽고, 찌는, 삶는 조리법을 추천한다. 기름을 잔뜩 두르고 튀기고, 볶고, 지지는 음식을 멀리하자. 원시의 청사진에 비추어 봤을 때 튀김이나 지짐은 인간의 본성에 어울리는 방법이 아니다. 토기는 기름을 흡수해 버리기 때문에 '철기 시대' 이전까지 등장할 수 없는 요리다. 이보 다이어트는 '역사의 검증을 받은 조리법'을 사용한다. 식용유도 마찬가지로 역사적 검증이 중요하다. 부록을 참조해 어떤 식용유들이 검증된 것인지 확인하고 이들을 절제해서 사용하도록 한다. 동물성 식품을 구울 땐 재료 자체에서 나오는 기름을 이용할 수 있도록 코팅이 좋은 프라이팬이나 눌러 붙지 않는 종이 포일 이용을 권한다.

외식과 가정식

다이어트 최대의 난적은 외식이다. 전통적으로 외식은 '보상'의 의미를 지닌 아주 특별한 행사였다. 그러나 후기 산업 사회에 들어서면서 거의 모든 인구가 도시에 거주하고, 맞벌이 부부가 일상화되면서 외식은 생활이 되었다. 이제 직장인이라면 하루에 한 끼^{주로 점심}는 무조건 외식을 할 수밖에 없다. 이렇게 하는 외식이 소리 없이 현대인을 살찌우고 있다. '팔아먹기 위해 만든' 음식은 재료비를 줄이고 자극적인 맛을 내기 위해 녹말을 위시한 '하얀 가루'들을 아낌없이 활용한다. 더 나아가 액상 과당이나 정체불명의 식품 첨가물 사용까지 서슴지 않는다. 깍두기 국물엔 사이다가 들어가고 불고기 양념엔 콜라를 붓는다. 거창한 메뉴가 아니라 5000원짜리 찌개백반일지라도 결국엔 외식이다. 밖에서 먹는 식사의 빈도 자체를 줄이는 것만으로도 다이어트에 큰 도움이 될 것이다. 그러나 점심 도시락을 싸는 건 엄청난 성실함을 요구하는 일이다. 결국 점심은 어쩔 수 없이 외식으로 해결하되 최대한 '선방하고' 아침이나 저녁 중 한 끼를 가정식으로 돌리기 위해 노력한다. 퇴근길엔 집 근처에서 장 보는 습관을 기르는 게 좋다. 내일 아침에 먹을 찬거리, 늦은 저녁거리는 직접 공수해

집에 들어가는 성의가 필요하다.

점심시간

아침잠을 쪼개 가며 맛없는 도시락을 준비해 나와 점심시간 '왕따 놀이'를 즐기고 싶은가? 이보 다이어트는 도시락과 같은 '외톨이 식사'를 최대한 지양한다. 점심시간에 해야 할 일은 '선방'이다. 최선책까지는 기대하지도 않으니 차악을 고른다는 느낌으로 행동한다. 차악이 아니라 차선까지 끌어올리고 싶다면 약간 부지런해질 필요가 있다.

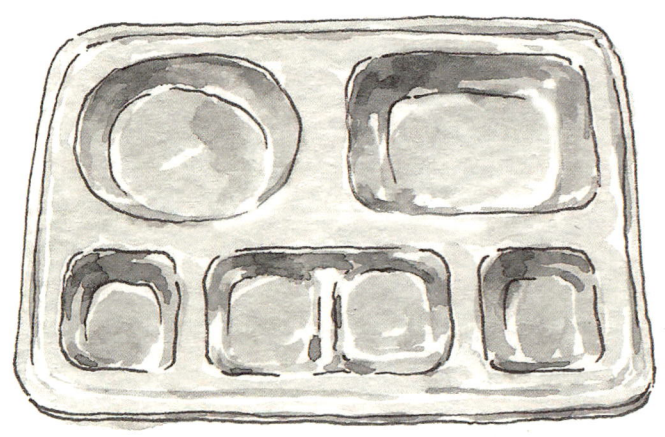

식판을 뒤집어 밥을 받아 보자.

급식이나 구내식당을 이용한다면 식판을 뒤집어서 식사해 보자. 원래 밥이나 국을 담던 가장 넓은 부분에 반찬을 채워 담고, 밥을 반찬 담는 곳에 담아라. 밥알 자체를 먹지 않는 게 가장 좋지만 주변의 시선이 의식된다면 반 공기만 받는다. 그리고 반찬으로 나온 숙주, 콩나물, 시금치, 참나물, 미나리 등을 중심으로 탄수화물 섭취량을 채운다. 미역 줄기 나물이나 쌈 다시마 같은 해조류, 각종 쌈 채소가 나오는 곳도 아주 좋다. 이들 안에 함유된 식이 섬유가 일종의 '차벽'으로 작용해 흰쌀밥의 문제점을 완화시키기 때문이다. '생채식'에서 식이 섬유가 지나치면 소화 흡수를 방해해 문제를 유발한다는 사실을 상기해 보자. 이걸 역으로 이용하는 꼼수다. 엄청난 양의 나물 반찬을 이용해 위벽에 안전장치를 해두면 GL값을 다소 낮추는 효과를 볼 수 있다. 또 하나의 꼼수로 식초로 무친 절임이나 밑반찬의 힘을 빌리는 방법이 있다. 식초가 음식의 GL 수치를 감소시키기 때문이다. 위에서 산이 분비되는 것으로 착각해 위장에서 소장으로 음식물 이동이 느려지며 흡수 속도도 떨어져 흰쌀밥의 부작용을 줄여 준다. 초 마늘, 해조 샐러드 같은 반찬을 발견하면 놓치지 말자.

찌개에 들어간 고기 건더기나 계란찜, 생선 구이 같은 동물성 식품은 옆 사람 것까지 뺏어 먹으려 노력하고, 국은 건더기만 건져 먹도록 한다. 정 국물이 먹고 싶다면 물에 타서 반만 먹는다. 단 설렁탕이나 닭곰탕처럼 '스스로 간을 해서 먹을 수 있는 국물'은 재량껏 소금의 양을 조절해 먹도록 한다.

유용한 아이템

도시락까지는 아니지만 보존성이 좋은 '보조 식품'을 가지고 다니면서 외식에서 부족한 부분을 보충할 수 있다. 구운 계란과 김이 적절하다. 둘 다 상온에서 보존 가능하고 저렴하게 구매할 수 있다. 출근길에 두세 개 정도 가방에 넣어 두면 푸른 풀밭이 펼쳐지는 구내식당에서 부족한 단백질 요구량을 채우는데 유용하다. 김은 재래시장 등지에서 '소금을 뿌리지 않고 들기름'으로 구워 달라고 한 후 미리 밀봉이 되는 용기에 넣어서 휴대하자. 앞서 나물들과 유사하게 흰쌀밥의

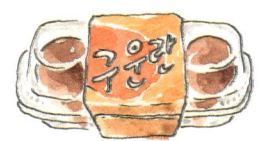

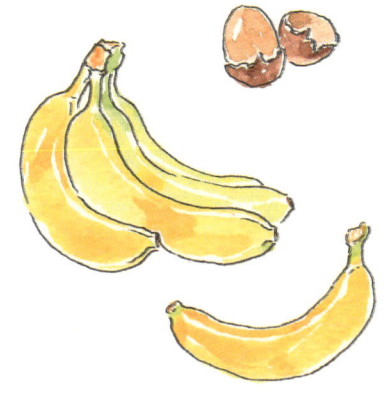

GL값을 낮추는 효과를 낸다. 이를 활용하면 현미밥을 따로 들고 다닐 필요가 없어진다. 덧붙여 들기름은 오메가 3와 오메가 6의 불균형을 해소하는 '좋은 지방' 보충제 역할도 한다.

  편의점 등지에서 구할 수 있는 3000원대의 재료를 변형해 이보 다이어트에 맞춰 먹는 방법도 있다. 앞서 습득한 지식을 활용해 이보 다이어트의 원칙들과 조합하면 다양한 응용이 가능해진다. 가령 햄버거를 먹을 땐 채소와 고기 패티를 추가한 뒤 위쪽을 덮는 빵을 버리고 먹는다.

운동에 강도를 더하는 2기

계량과 계측을 기준으로 한 1기의 식습관이 몸에 익었다면 운동 강도를 올린다. 빈도가 아닌 '강도'를 올리는 것이다. 주 3회 정도로 세팅된 운동 빈도를 늘릴 필요는 없다. 운동 시간을 늘릴 필요도 없다. 단지 운동의 강도를 더하는 것이다. 스트렝스 훈련은 더 무거운 무게로 실시하고, 컨디셔닝 훈련은 같은 시간 안에 더 많은 반복 수를 실시하도록 노력한다.

이제부터는 계량에 저울을 사용하지 않는다. 가장 자연적인 도구인 '내 몸'을 이용해 눈짐작으로 계량해 먹는다. 사용하기 좋은 것은 손이다. 골격은 자신의 손과 발의 크기에 비례하기 마련이다. 동물성 식품과 식물성 식품의 양을 자신의 몸을 이용해 계측한다.

자기 손바닥만 한 동물성 재료란 다음과 같은 의미다. 스테이크를 먹는다면 손바닥 정도의 두께와 크기로 고기를 썰어 먹는다. 식물성 재료는 자기 주먹만 한 과일 하나, 채소라면 자기 주먹만큼 뭉친 채소를 먹는 식이다. 이는 타고난 골격의 크기를 이용해 자기의 유전적 본능에 가까운 식사량을 찾는 실험이다. 간혹 부족한 지방산을 보충할 땐 아마인, 호두, 캐슈넛 같이 오메가 3가 많은 견과류를 한 줌 쥐어 먹는다. 손이 큰 사람은 많이 쥐어질 것이고 적은 사람은 적게 쥐어질 것이다. 간식도 비슷한 방식으로 찾는다. 자기 오른 주먹 안에 쥘 수 있는 계란 하나, 왼 주먹에 쥘 수 있는 과일 조각이 좋은 예다.

여기서 중요하게 체크해야 하는 것은 '허기'다. 매 식사 간격을 4~5시간으로 잡고 지나치게 빨리 허기진다면 탄수화물이 아닌 단백질 식품의 양을 늘린다. 쉽게 배가 고프지 않으면 반대로 양을 줄인다. 이 과정은 계량과 계측 없이도 '내 본능에 적절한 식사량'을 찾는 훈련이 된다.

생활 자체가 변화하는 3기

이보 다이어트를 실시하고 4~5개월 정도 지나면 이제 경험에 따라 어림짐작으로 내 몸에 알맞은 식사량을 알게 된다. 가진 지식과 경험을 이용해서 '배가 부를 때까지' 먹는다. 당연히 깨끗한 재료 중심으로 마련된 음식일 때의 이야기다. 서둘러 먹지 않고 천천히 씹으면서 맛을 음미하되 '배가 고프기보다 목이 마르기 시작하면' 식사를 멈춘다. 자연적인 상태의 식사량을 찾아 가는 실험이다. 4~5시간 간격으로 배가 고파지면 역시 '배가 부를 때까지' 먹는다. 이제 계량과 계측에 의존하지 않고도 '본능적으로' 내 몸이 필요로 하는 적정 식사량을 먹을 수 있게 됐다.

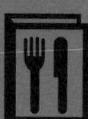

부록

이

이보 다이어트 레시피

일러두기

사실 앞에 위치한 장을 모두 읽었다면 스스로 이보 다이어트에 맞춘 식사 습관을 세울 수 있어야 한다. **식단을 꾸리는 데 가장 중요한 것은 좋은 재료이다.** 좋은 재료란 '자연에 가까운 것'과 '역사의 검증을 받은 것'이다. 좋은 재료를 선별하고 동물성 식품과 식물성 식품의 균형을 맞춘다. 이들을 역사의 검증을 받은 방식대로 조리한다면 그 어떤 요리든 이보 다이어트 식단이 될 수 있다. 지금부터 소개하고자 하는 음식들은 '이것만 먹어라'라는 교시가 아니다. 주방에 들어서면 라면 한 봉지 끓이기도 버거운 몇몇 사람들을 위해 준비한 일종의 힌트 내지는 가이드라고 해 두자.

매의 눈으로 재료를 골라라

육류

인류는 '불과 고기를 사랑한 원숭이'였다. 이보 다이어트를 한 줄로 표현하라면 '불에 익힌 고기와 신선한 채소, 과일의 조합'이라 할 수 있다. 육류는 이보 다이어트에서 가장 흔히 사용될 동물성 식품이다. 반드시 목초 비육, 방사된 고기를 찾아야 하며 이 조건이 만족되지 않을 땐 최대한 지방을 제거하고 먹어야 한다. 체지방은 동물이 중금속이나 화학약품을 축적하는 부위다. 깨끗한 초지에서 자라지 않은 육류의 지방질엔 이런 '생물학적 농축'이 극심해 다이어트가 아닌 건강 차원에서 피하는 게 좋다. 지방질이 적은 부위를 소개한다.

소고기

장조림용 부위라고 생각하면 쉽다. 사태, 우둔, 보섭설도의 일부인 살코기, 럼프 스테이크의 원료 등이다.

돼지고기

카레용 고기를 찾으면 된다. 뒷다리 살후지, 안심, 등심, 앞다리 살전지이 있다.

가금류

가슴살, 안심. 가슴살은 퍽퍽함의 대명사이지만 가슴살 바로 옆의 안심은 비교적 부드러워 식감이 훨씬 좋다

유제품

유제품에 대해선 다들 의견이 분분하다. 역사에 충실하자면 유제품은 우리가 멀리해야 할 식재료 가운데 하나다. 목축과 유제품의 활용은 오히려 농경보다 늦게 일어났다. 이것만 놓고 보면 유제품은 녹말보다 위험해 보일 수 있다. 그러나 우리는 모두 '포유동물젖먹이 동물'이기도 하다. 누구나 태어나서 한동안은 '유제품'에

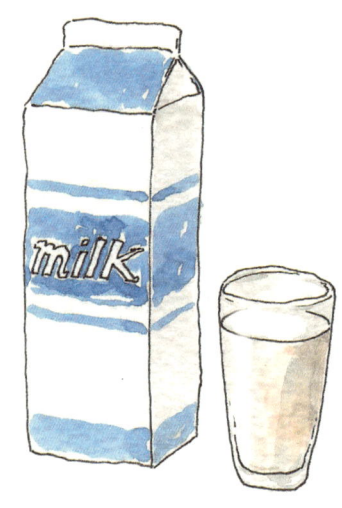

의존해 자란다. 따라서 유제품에 대해선 찬반이 매우 크게 갈린다.

유당 불내증이 없다면 유제품을 먹는데 찬성한다. 유제품은 농경보다 짧은 역사를 자랑하지만 녹말에 비해서 인류가 매우 빠르게 적응한 식품이기 때문이다. 다양한 방식으로 가공해 음식의 풍미를 살려 주는 동물성 식재료인 동시에 환경적 측면에서도 육류보다 이익이다. 유당 불내증이 있는 사람이 억지로 우유를 마실 필요까지는 없지만 특별한 알레르기가 없는 사람이 우유를 필요 이상으로 백안시할 필요도 없다. 유당 불내증이 있더라도 발효요거트나 글로불린이 적은 '산양 젖'을 이용하면 설사 없이 유제품을 섭취할 수 있다.

계란

계란은 '비타민 C를 제외한 모든 영양분이 들어 있다(물론 양은 미미하다는 단서를 잊어서는 안 되겠지만)'고 격찬받는 식품이다. 소화 또한 유리해 단백질 흡수율을 의미하는 '생물가'의 기준 지표로 오랫동안 활용되기도 했다. 계란 역시 육류와 마찬가지로 '방사 유정란'을 구하는 데 주력하자.

수산물

수산물은 이보 다이어트에 잘 어울린다. 여전히 상당한 양의 수산물들이 양식보다는 어로 행위로 잡히는 '자연산'이다. 갑각류는 단백질 함량이 매우 높고, 생선은 오메가 3의 보고로 식단을 구성할 때 여러모로 유용하다. 그러나 인류의 만행으로 바다가 예전처럼 건강하지만은 않다는 게 가장 큰 문제다. 하수 종말 처리법의 폐해로 바다는 중금속과 산업 폐기물의 종착역이 되고 말았다. 다 우리가 뿌린 업보다. 따라서 수산물을 선택할 때는 이 점에 유의해야 한다. 생물학적 농축이 비교적 적게 일어나는 작은 생선과 어패류를 주로 먹는다. 참치 같은 대형 생선은 가급적 피한다. 통조림도 좋지 않다. 수산물은 최대한 생물에 가까운 걸 먹는다.

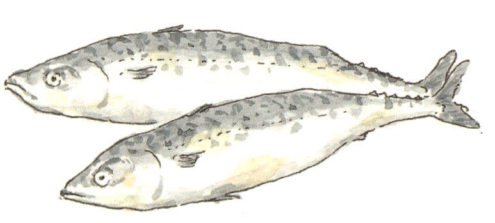

과일과 채소

식물성 식품의 핵심을 이루는 과일과 채소는 이보 다이어트의 한 축이다. 다른 한 축인 육류에 비해서 고르기 덜 까다롭다는 장점이 있다. 물론 무농약이나 유기농 상품을 선택하면 더욱 좋겠지만, 그렇지 않더라도 육류에 비해 비교적 안전하다. 아직도 과일이 살찔까 봐 두렵다면 앞서 「쉬어 가는 이야기 08」을 다시 읽고 와야 한다. 배가 부르게 먹어도 살찌기 어려

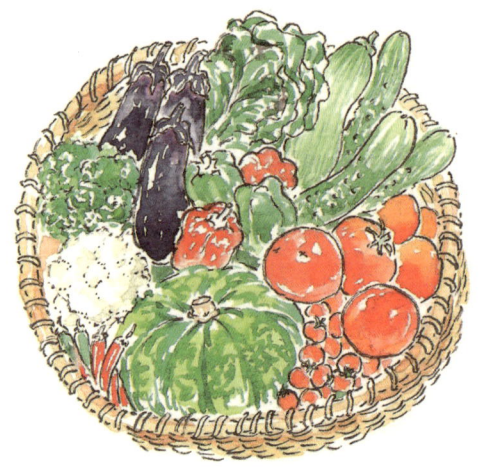

운 음식이 과일이다. 접붙이기와 이종 교배를 통해 더 달게 진화시킨 과일들인데도 그렇다. 오렌지, 사과, 배, 딸기, 귤 할 것 없이 먹어라. 식이섬유, 비타민, 항산화제, 미네랄의 보고인 과일과 채소로 늘 밥상을 풍성하게 채워야 한다. 단 바나나의 경우는 과일이지만 '녹말성'에 가깝기 때문에 양 조절에 신경 써야 한다. 그래도 여전히 빵이나 밥에 비할 바는 아니다.

구근류

감자와 고구마 같은 식물의 뿌리와 줄기도 녹말이다. 고구마가 GI가 낮다는 이유로 한때 '아무리 먹어도 살 안찌는 식품'처럼 추앙받던 시절이 있었지만 이는 오해라고 밝혀졌다. GL 기준으로 보면 도리어 감자가 고구마보다 살이 덜 찐다. 결국 이런 구근류는 어쩌다 한번 먹는 '특이한 간식'이 되어야지 식사 대용식이나 다이어트식이 되어선 안 된다.

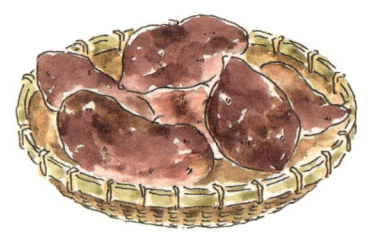

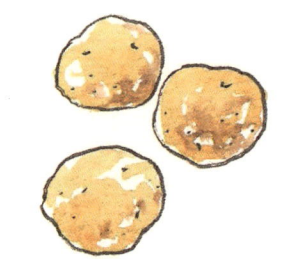

견과류와 씨앗류

건강하게 지방을 보충할 수 있는 훌륭한 선택이다. 또 휴대가 간편해 간식으로 활용할 수도 있고, 지방 이외에도 평균 20퍼센트 정도의 단백질을 함유하고 있어 다양한 이용이 가능하다. '구석기형 홈베이킹'에 밀가루 대신 이용할 수도 있고 그대로 갈면 버터와 같은 식감을 주기도 한다. 간혹 이보 다이어트와 동떨어진 환경_{출장, 여행 등}에서 마땅히 먹을 게 없을 땐 한나절 정도 버틸 수 있는 비상식량으로도 최적이다. 산패하지 않고 가장 최근에 수확한 것을 껍질째 구입해 그때그때 까서 먹는 게 가장 좋다. 오메가 3 함량이 가장 많은 호두와 아마인_{아마의 씨}을 추천한다.

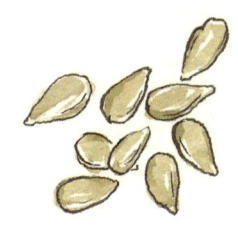
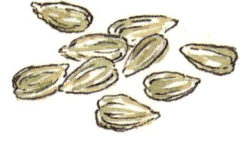

감미료

우리는 본능적으로 단맛에 끌린다. 몹시 자연스러운 현상이다. 그러나 설탕, 한 술 더 떠 고과당 옥수수 시럽_{HFCS}같은 합성 감미료의 탄생과 만나자 돌이킬 수 없는 재앙이 됐다. 이제 우리는 전혀 생각도 못한 곳에서 설탕을 먹게 된다. 토마토케첩 라벨을 읽어 보면 토마토보다 설탕이 더 많이 들어간 설탕 국물이라는 사실에 놀라게 될 것이다. 햄이나 동그랑땡 같은 각종 가공육에는 HFCS가 들어간다. 각종 과자나 가공식품, 인스턴트식품은 말할 필요도 없다. 가랑비에 옷 젖듯 의도치 않아도 먹게 되는 이런 '문명의 부산물'들을 주의해야 한다. 더불어 직접 식사를 챙길 때에도 감미료 사용을 최소화해야 한다.

단맛 없이 살라는 게 아니다. 사탕이나 과자 대신 과일과 같은 자연스러운 단맛에 익숙해져야 한다. 정제 설탕 대신 꿀이나 아가베 시럽을 소량 사용한다. 고기를 재우거나 양념을 할 때도 설탕 대신 양파나 사과 같은 천연 감미료를 활용하자. 단 무칼로리 감미료로 유명한 스테비아 허브의 경우 남성의 정자 수 감소가 보고되어 있으므로 신중하게 판단하자.

기름

앞서 '팔레오'에서 다뤘듯이 식용유는 지난 반세기 동안 가장 많은 오해와 오명을 뒤집어쓴 식재료다. 식물성이냐 동물성이냐, 불포화냐 포화냐, 천연이냐 변이 지방이냐를 따지는 이분법적 도식을 벗어나 앞서 강조한 '역사의 검증'에 따라 접근하자. 먼저 멀리해야 할 식용유다.

콩기름대두유, 팜유, 포도 씨 기름, 카놀라유 같은 각종 '식물성' 기름을 가급적 멀리한다. 이들이 본격적으로 생산된 것은 20세기 이후의 일이며 그나마 식용으로 사용되기 시작한 것은 '지질가설'이 탄력을 받은 한국 전쟁 이후의 일이다. 이전까지 이런 식물성 기름들은 페인트를 만들 때 쓰이는 유기 용매나 윤활유, 등잔 연료 등으로 사용됐다. 우리가 문명의 질환을 앓게 만든 유력한 용의자들 가운데 하나다. 마가린 역시 마찬가지다.

식물성 기름 중에 추천할 것들은 다음과 같다. 엑스트라 버진급 올리브유, 들기름, 참기름, 아마인 기름, 코코넛 버터, 아몬드 버터다. 올리브유는 '트랜스 지방 파동' 이후 그 효능과 쓰임이 널리 알려져 굳이 설명이 필요 없을 정도다. 열을 가하지 않는 요리에 사용되고 순수 압착식으로 만들어진 최상품을 이용해야 한다. 압착으로 짜낸 찌꺼기에 화학 약품을 섞어 기름을 분리해 낸 저품질 제품도 '천연 올리브유'라고 판매되는 실정이니 가격표를 보지 말고 제품 설명을 유심히 살피자.

아마는 오메가 3 비율이 높은 기적의 작물이다. 남미의 원주민들이 옥수수라는 단일 작물 중심의 식생활을 시작하며 건강이 급속도로 나빠졌다는 사례는 앞서 언급했다. 그런데 이들 가운데서도 '라라무리'처럼 비교적 건강 상태가 양호한 부족들도 분명 있다. 이들이 옥수수와 함께 아마인을 장복했기 때문이라고 영양학자들은 본다.

들기름과 참기름에선 조상들의 지혜를 엿볼 수 있다. 들기름은 오메가 3 함량이 높고 열에 강하다. 각종 지짐이나 부침 요리 시 조상들은 들기름을 이용해 부족한 오메가 3 지방산을 보충했다. 참기름은 오메가 3 함량은 떨어지지만 음식의 맛과 향을 더하고 심장 질환 유발 위험이 적은 '한반도의 올리브유'다.

호두 버터나 아몬드 버터는 '버터'라는 이름 때문에 오해하기 쉽지만 순식물성 기름이다. 단지 형태가 상온에서 고체라 그런 이름이 붙었을 뿐이다. 호두나 아몬드를 믹서에 넣고 곱게 갈면 죽처럼 끈적끈적한 형태가 되는데 그것으로 조제는 끝난다. 인류가 구석기 때부터 안전하게 먹어 온 식물성 기름이다. 단 갈아 놓으면 쉽게 산화되니 필요할 때 소량씩 즉석에서 갈아 쓰자.

코코넛 버터는 식물성 기름 가운데 가장 특이한 재료일 것이다. 일반적인 식물성 기름들과 달리 화학적으로 포화 지방이고 상온에서 고체다. 하얀색 불투명한 덩어리로 존재해 마치 버터처럼 보이겠지만 코코넛 과육에서 짜낸 순수 식물성 기름이다. 포화 지방이라 심혈관계에 위험할 것 같다? 그러나 코코넛 버터의 중쇄지방산 구조는 어찌된 일인지 그 반대다. 마땅한 식용유가 없는 열대 지방 원주민들이 수천 년간 코코넛 버터를 장복해 왔지만 그들에게선 심장병이나 뇌졸중, 심혈관계 합병증을 좀처럼 찾아보기 어렵다. 이런 게 바로 '역사의 선택'이다. 코코넛 고유의 향으로 음식에 풍미와 영양을 동시에 더해 주는 고품격 식용유다.

동물성 지방은 '목초 비육우의 우유로 만든 버터'를 추천한다. 그래스 페드 버터Grassfed Butter라고도 한다. 국내 제품은 찾아보기 힘들지만 뉴질랜드의 앵커 버터, 프랑스의 이즈니 버터가 바로 이런 목초 비육우의 젖으로 만들어진다. 국내에 수입되는 가격은 일반 국산 버터보다 당연히 비싸다. 하지만 그만한 가치를 가지는 진짜 버터들이다. 간혹 '오메가 3 영양 강화 버터'라는 제품들이 있지만 속지 말자. 대부분 버터 가공품마가린이거나 오메가 3 함량이 1퍼센트도 되지 않는 '눈 가리고 아웅'이다.

여기서 설명된 재료들은 어디까지 일부분일 뿐이다. '자연의 섭리와 역사의 선택'이라는 큰 논리를 이해한다면 미처 설명하지 못한 식재료를 스스로 얼마든지 찾아낼 수 있을 것이다. 한 가지 더 명심해야 할 것은 '다양성'의 중요함이다. 새로운 재료를 찾기 두려워서, 혹은 편리하다는 이유로 정해진 재료만 장복하는 것은 좋지 않다. 하우스 재배로 사시사철 작물을 공급받게 된 현대 사회의 맹점이다. 이는 계절에 따라 자연스럽게 진동하며 살았던 조상들의 섭리에 어긋난다. 우리는 식탁 위의 계절 변화가 없는 시대에 살고 있다. 따져 보면 우리가 녹말 일변도의 식탁을 꾸리게 된 것도 마찬가지다. 농경이 없던 시절 곡식은 가을에서 겨울 사이에만 맛볼 수 있던 '별미'였는데 그게 늘상 먹는 주식이 되었으니, 그 결과가 어떠한지는 우리가 몸으로 확인하지 않았는가? 그래서 최대한 제철에 나는 다양한 작물을 먹으려는 노력이 중요하다. 식탁 위의 다양성을 사수하라!

재료 다듬기

조리법이 간단하거나 혹은 '요리'라기보다 이를 활용해 다른 요리의 밑바탕이 되는 몇 가지 레시피를 공개한다.

오메가 밀크

우유는 오랫동안 사랑받아 온 식사 대용식이다. 여기에 오메가 3 지방산이 풍부한 견과류를 곁들이면 아주 간편하게 영양이 강화된 식사 대용식을 만들 수 있다. 눈코 뜰 새 없는 아침에 활용해 보자.

재료 : 우유 200밀리리터, 아마인과 호두 20그램

만드는 법 : 블랜더에 아마인과 호두를 넣고 우유와 함께 갈아 낸다. 고소한 맛을 원한다면 견과류의 양을 늘릴 수 있지만 지나치면 우유가 너무 걸쭉해질 수 있으니 적절히 가감하자. 견과류의 양은 우유 한 잔 200밀리리터의 10퍼센트 20그램 선이 적절하다.

과채 주스 해독 주스

'디톡스'를 내세우는 각종 다이어트 식단에 빠지지 않는 과채 주스. 디톡스 식단의 부작용은 대부분 '그것만' 먹어서 나타난다. 동물성 식품과 균형을 맞춰서 먹는다면 해독 주스를 멀리할 필요는 없다. 채소를 먹기 어려워 하는 사람들이 식물성 재료를 섭취할 수 있는 좋은 수단이다.

재료 : 토마토, 당근, 사과, 양배추, 비트 적근대 뿌리

만드는 법 : 다음과 같은 몇 가지 단서에 유의하자.

- 기본적으로 식이 섬유가 파괴되기 때문에 생과일이나 생채소를 먹는 것에 비해 GL 수치 증가를 감수해야 한다. 즉 양을 조절한다.
- 녹즙기가 아닌 블랜더 믹서기나 푸드 프로세서를 사용해야 한다. 식이 섬유는 버리고 즙만 짜내는 녹즙기를 이용하면 설탕물이나 농축 환원 주스와 다를 바 없어진다.
- 단맛을 내기 위해 설탕을 넣어선 안 된다. 너무 맛이 없다면 꿀이나 아가베 시럽을 소량 첨가해서 먹는다.

당근과 사과, 양배추, 토마토는 식사 대용식으로 적절한 채소와 과일이다. 포만감이 크고 가격도 경쟁력 있다. 붉은 색감을 내기 위해 비트를 첨가하는 것도 좋다. 통째로 가는 게 가장 좋지만 과량의 식이 섬유소가 뱃속에 들어갔을 때 헛배 부름, 메스꺼움 같은 증상을 보이는 사람들도 있다(생식과 채식에 관한 언급을 상기해 보자). 이럴 땐 채소를 익혀서 가는 방법도 있다. 특히 토마토는 생식보다 화식이 좋기로 유명하다. 양배추나 토마토를 데쳐서 갈아 낸 뒤 밀폐 용기 등에 담아 냉장 보관했다 아침에 취향에 맞는 과일이나 비트 조각을 넣고 살짝 갈면 된다. 가격이 저렴하고 채소 가운데 단맛이 강한 당근 역시 추천한다.

요거트

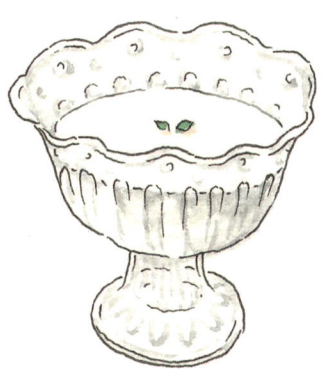

유당 불내증이 있는 사람도 우유를 쉽게 먹을 수 있는 방법이 있다. 발효 과정에서 유당이 단순 당으로 분해되는 발효유 요거트를 만들어 먹는 것이다. 그 자체로도 훌륭하고 과일, 견과류, 아래 설명할 천연 시리얼을 첨가해 먹으면 훌륭한 한 끼 식사가 된다. 첨가물과 비싼 가격 때문에 망설여지는 시판 제품 대신 집에서 직접 만들어 보자. 특별한 장비나 기술 없이도 누구나 쉽게 할 수 있다.

재료 : 우유 1000밀리리터, 무첨가 플레인 요거트 80그램, 유리 밀폐 용기

만드는 법 : 발효를 돕기 위해 일정한 온도를 유지시켜 주는 '온장고'가 필요하다. 그러나 옛사람들은 전자 제품이 없던 시절에도 무리 없이 요거트를 만들어 왔는데, 그 방법을 응용한다. 먼저 유리 밀폐 용기를 잘 닦는다. 잡균이 많이 들어가면 유산균 발효가 둔화되거나 실패할 수도 있다. 종균으로 삼을 수 있게 시판 제품 가운데 과일, 설탕이 없는 무첨가 플레인 요거트를 한 통 준비한다. 우유를 약한 불에 10분간 뭉근하게 끓여 살균한다. 큰 냄비에 물을 붓고 팔팔 끓기 전 섭씨 60~70도 정도 불을 내린다. 준비된 밀폐 용기에 우유와 종균을 섞고 용기째 냄비에 담근다. 따뜻한 물이 온장고를 대신해 발효를 촉진시켜 줄 것이다. 중간중간 물의 온도를 확인해 식었다면 다시 끓여 준다. 유리 밀폐 용기를 흔들며 내용물의 점성을 확인해 본다. 대략 상온에서 3~4시간 정도면 발효가 끝난다.

무슬리

무슬리는 굽거나 튀기지 않은 스위스식 생 시리얼을 뜻한다. 주 원료는 쪄서 압착한 귀리 오트밀인데 굳이 분류를 하자면 곡류다. 곡물을 최대한 피해야 하는 이보 다이어트에서 곡물이라니, 놀라울 것이다. 그러나 오트밀은 예외다. 귀리라는 곡식은 밀이나 쌀과는 비교할 수 없을 정도로 껍질이 질기고 식이 섬유가 많다. 녹말의 부작용이 상쇄되는 것이다. 그래서 사실 오트밀의 본고장인 스코틀랜드에선 가축의 사료나 빈민의 음식으로 통하던 물건인데 현대에 와서 건강식으로 재조명받는 것이다. 슬슬

국내 제품들도 등장하고 있지만 역시 직접 만들어 먹는 게 가격도 저렴하고 불필요한 첨가물에서도 자유롭다.

재료 : 오트밀 500그램, 호두와 아몬드를 비롯한 각종 견과류 총 250그램, 건포도와 건자두 등 총 250그램

만드는 법 : 특별한 조리법이 없다. 상기에 표기된 재료들을 한데 모아 잘 섞어 주기만 하면 끝난다. 건조식품이라 밀폐 용기에 담아 상온 보관도 가능하다. 한 가지 명심할 것은 결국엔 녹말이고 더불어 GL 값이 높은 말린 과일이 주재료기 때문에 양 조절에 신경써야 한다. 한 끼에 50그램 이하로 정량을 엄수하자.

코티지치즈

좋은 우유라면 유지방도 괜찮다. 그러나 여전히 저지방 도그마로부터 자유롭지 못한 사람들은 우유 섭취에 난색을 표한다. 이들에게 집에서 간단하게 만드는 저지방 초고단백 치즈 레시피를 공개한다.

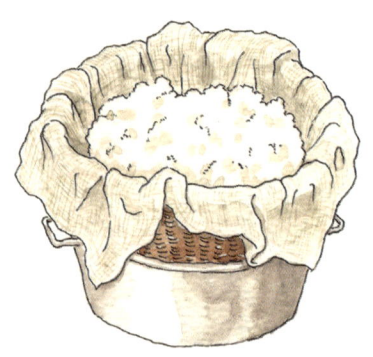

재료 : 우유 1리터, 식초 혹은 레몬즙 50시시, 거름망 또는 면포

만드는 법 : 바닥이 얇은 냄비나 밀크 팬에 약 불로 우유를 끓인다. 뭉글뭉글 거

품이 올라올 정도면 충분하다. 끓인 우유에 식초를 부어 휘휘 젓는다. 식초 대신 레몬 즙을 이용하면 풍미가 좋아진다. 식초가 들어가면 우유는 마치 순두부처럼 굳기 시작한다. 면포나 체를 대고 우유를 거르면 덩어리들만 남는다. 이때 바로 먹어도 좋고 좀 더 오래 보관하려면 이 상태로 한나절 정도 냉장고에 넣어 두고 수분을 더 빼낸다.

코티지치즈는 발효 과정을 거치지 않은 생 치즈의 일종으로 '고단백, 고지방, 고염분'인 여타 치즈들과 달리 '고단백, 저지방, 저염분'이다. 보관 기간이 일주일 이내로 짧다는 단점이 있지만 응결 과정에서 카제인을 비롯한 단백질만 남고 유지방은 상당 부분 제거된다. 100그램 기준 탄:단:지 비율이 3:11:4 정도. EVO 다이어트 1기에 단백질 권장량을 맞출 때 수산물과 더불어 유용하게 쓰일 것이다.

양배추·깻잎 김치

김치의 높은 나트륨과 매운 양념이 부담스러울 때 이를 대신할 수 있는 염장 식품이다. 특히 고기와 궁합이 잘 맞아 '익힌 고기와 생채소'의 조합이 중요한 이보 다이어트에서 즐겨 먹는 반찬이 될 것이다.

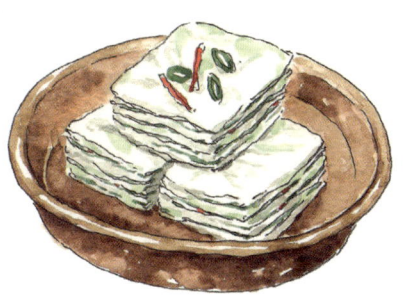

재료 : 양배추 한 통, 깻잎 두 묶음, 청양 고추 및 홍고추 약간, 굵은 소금 한 줌

단촛물 재료 : 물 1리터, 식초 150밀리리터, 설탕 매실 청이나 조청, 배 즙 등으로 대체하면 좋음

만드는 법 : 양배추를 한 장 한 장 뜯어 소금을 뿌려 놓는다. 한나절 정도 지나면 물이 나오고 숨이 죽는다. 밀폐 용기에 숨이 죽은 양배추와 깻잎을 한 장씩 교대로 쌓아 포갠다. 단촛물 재료를 모두 넣고 한번 끓인 뒤 식힌다. 밀폐 용기에 쌓아 둔 양배추와 깻잎에 단촛물을 부어 하룻밤 재운다. 양배추 위에 물을 담은 그릇 등으로 무게를 담아 눌러 놓으면 더 예쁜 모양이 나온다.

시간에 쫓기고 식욕도 별로 없는 아침, 어떻게 해결할까?

오메가 밀크

사실 한 끼 식사로 부족하지만 굶는 것보단 훨씬 좋다.

오트밀 포리지

재료 : 무슬리 50그램, 우유 200밀리리터

만드는 법 : 앞서 준비한 무슬리에 우유를 붓고 약한 불에 끓여 내기만 하

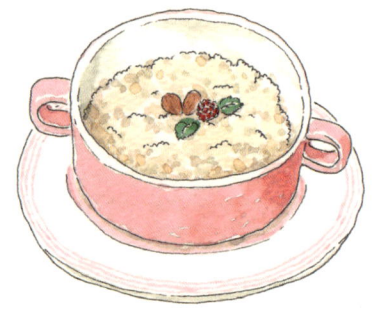

면 된다. 오트밀 자체가 이미 쪄서 압착된 물건이기 때문에 수분을 흡수하면 스스로 불어나면서 죽처럼 변한다. 이것이 서양식 죽 요리인 포리지 porridge다. 기호에 따라서 약간의 꿀이나 계피 등을 첨가해 먹을 수 있다. 전자레인지에 돌려도 비슷한 식감을 얻을 수 있다.

일본풍 계란찜, 차완무시

일식집에서 맛볼 수 있는 '푸딩 같은 계란찜' 차완무시. 영양은 물론 맛도 훌륭하다. 비법은 생각보다 간단하니 집에서 만들어 보자.

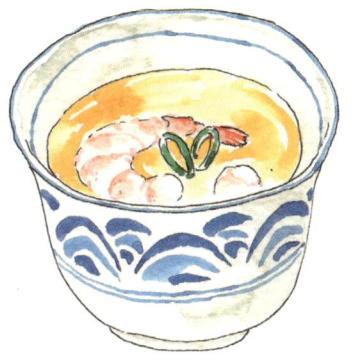

재료 : 계란 두 개, 물 200밀리리터, 칵테일 새우 네 마리, 약간의 소금

만드는 법 : 차완무시의 생명은 물과 계란의 비율 그리고 '찜'에 있다. 물을 계란의 2~3배 용량에 맞추고 계란과 잘 섞는다. 다시마나 가쓰오 육수를 이용하면 맛은 진해지지만 색깔이 어두워지니 적절히 선택하자. 계란 물 저을 때는 거품기 등을 이용해 과하게 휘저을 필요도 없다. 물과 계란이 따로 놀지 않을 정도면 충분하다. 이제 칵테일 새우나 김 가루 등의 고명을 넣고 알루미늄 포일로 뚜껑을 덮어 중불에서 10~15분 정도만 쪄내면 푸딩 같은 표면의 계란 요리 완성이다.

토마토 구이와 스크램블드에그

브런치의 꽃, 스크램블드에그. 우리에게 익숙한 계란 요리는 통째로 구워 내는 '계란 프라이'지만 서구에서는 스크램블드에그도 즐겨 먹는다. 한번 도전해 보자.

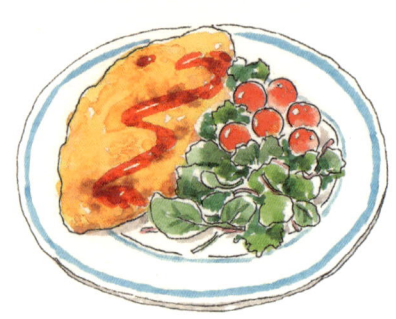

재료 : 계란 한 개, 우유 50밀리리터, 소금 약간, 버터 혹은 코코넛 버터, 방울토마토

만드는 법 : 계란과 우유를 잘 섞어 준다. 소금을 치면 계란의 발색이 좋아진다. 팬에 버터 혹은 코코넛 버터를 두르고 살짝 연기가 날 정도로 뜨겁게 달궈 준다. 팬이 충분히 뜨거워지면 계란 물을 풀어 준다. 마치 거품이 끓듯 계란 표면이 익는 모습이 보일 것이다. 젓가락으로 거품을 찔러 터트린다는 기분으로 뒤적여 준다. 지나치게 익지 않도록 주의한다. 아직 계란 물에 촉촉함이 남아 있을 때 접시로 옮기고 팬의 잔열을 이용해 토마토를 구워 준다. 익힌 토마토는 지용성 비타민의 소화 흡수율이 올라가는 신기한 식재료다. 계란만 먹기 심심하다면 토마토소스나 홀렌 다이스 소스와 함께 먹는다.

그밖에

무언가 정해진 레시피에 따라 '요리'를 만든다는 강박은 사람을 겁먹게 만든다. 강박을 버리는 게 중요하다. 사실 재료 선택에 성공했다면 요리할 것 없이 동물성 식재료와 식물성 식재료의 균형을 생각하며 한 상 차려 내면 그것이 바로 요리다. 다음 그림들이 좋은 영감을 제시해 줄 것이다.

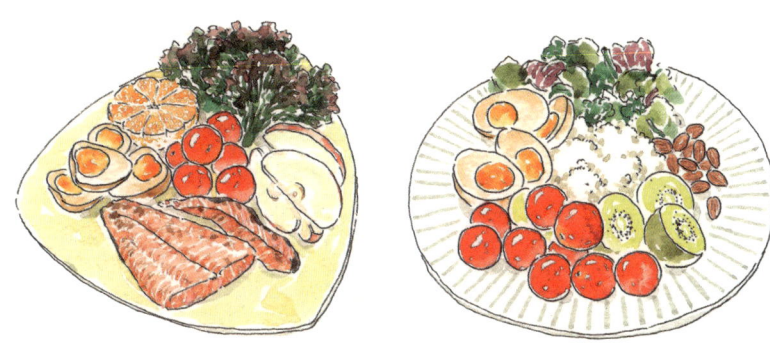

든든한 한 끼 식사

이제 요리에 자신이 붙었다면 저녁 정찬을 준비해 보자.

오징어와 브로콜리 초회

가장 간단한 것부터 시작한다. 단백질이 풍부한 동물성 식재료인 오징어와 섬유질이 풍부한 채소 브로콜리. 이 둘을 데쳐 초장과 함께 내면 이보 다이어트를 위한 한 끼 정찬이 마련된다.

재료 : 생물 오징어 한 마리, 브로콜리 한 송이, 초장

만드는 법 : 삶는 것보다 찌는 게 더 맛이 좋다. 오징어는 가급적 냉동이 아닌 생물로 선택하자. 생물 오징어는 부드러움의 차원이 다르다. 브로콜리는 터프한 외형에 비해 굉장히 약한 재료라 빨리 익고, 오징어는 익힐수록 질겨지기 때문에 찜기에 넣고 5~10분 사이 짧고 빠르게 쪄내는 게 중요하다.

'크고 아름다운' 카레

밥을 비벼 먹기 위해서가 아니라 건더기를 먹기 위한 카레다.

재료 : 시판 카레 분말, 감자 한 개, 당근 한 개, 양파 한 개, 마늘 약간, 소고기 반 근, 버터 약간

만드는 법 : 모든 재료를 깍둑썰기로 큼직큼직하게 써는 게 포인트다. 달군 팬에 버터를 두르고 마늘, 감자, 고기, 당근, 양파 순서로 볶는다. 고기의 핏물이 가셨다면 카레가 출동할 때다. 카레 가루를 붓고 물을 섞은 뒤 한 시간 정도 뭉근하게 끓인다.

모든 국물 요리가 그러하듯 재료의 맛은 끓일 때보다 식을 때 나온다. 즉 여러 번 끓일수록 맛이 깊어진다. 이는 짜장이나 하이라이스 등에 그대로 응용 가능한 영역이다. 즉 한 번에 많은 양을 끓여 놓고 하루에 한 번씩 재탕하면서 먹으면 바쁜 자취생, 독거인의 가사 부담을 줄일 수 있다.

누드 닭백숙

닭백숙은 조리법이 명확하고 우리네 입맛에도 친숙한 요리다. 정육점에서 닭을 구입할 때 '껍질을 벗겨 달라'고 한다.

재료 : 껍질 벗긴 생닭 한 마리, 양파 반개, 마늘 4~5알, 소금 반 숟갈

만드는 법 : 닭이 모두 잠길 정도로 물을 담은 냄비를 펄펄 끓인다. 그 안에 닭을 통째로 넣고 2~3분 정도 데친 뒤 국물을 버리고 닭을 물로 한 번 씻는다. 핏물과 잡 내, 불필요한 기름기를 빼기 위한 준비 과정이다. 다시 닭이 반쯤 잠길 정도로 물을 받아 마늘과 양파를 넣고 한 시간 정도 끓인다. 백숙 국물이 좋은 맛을 내기 위해선 닭 뼈가 물에 닿아야한다. 따라서 다리쪽에 칼집을 내고 약 불에서 한 시간 이상 끓이는 게 좋다. 뼈 국물이 우러나온 뽀얀 육수를 원한다면 30분씩 두세 번에 나눠서 끓이는 게 효과적이다.

채소 수육

수육은 이보 다이어트에 잘 어울리지만 만들기 번거롭다고 생각하기 쉽다. 하지만 국물 없이 수육을 만드는 비장의 방법을 공개한다. 삶지 않고 쪄서 만드는 채소 수육이다.

재료 : 돼지고기 한 근 전지 혹은 후지, 양배추 4분의 1통, 소금과 설탕 약간

만드는 법 : 고기를 미리 물에 담가 핏물을 빼면 좋다. 밀폐 용기에 담긴 2퍼센트 정도의 소금과 설탕물에 약 두 시간 정도 고기를 넣어 둔다. 핏물이 빠지고 간이 스며들 것이다. 준비된 고기를 프라이팬에 표면만 굽는다. 육

즙이 새지 않게 표면을 봉인하는 것이다. 밑판이 두꺼운 스테인리스 냄비나 뚝배기 바닥에 채소를 깐다. 수분이 많고 고유의 향이 있는 양배추나 대파, 양파 등이 좋다. 채소를 깔고 그 위에 표면을 익힌 고깃덩이를 올리고 30분 정도 뚜껑을 닫아 익히면 수육이 완성된다. 채소에서 나온 물이 증기가 되어 고기를 물 없이 찐다. 일반 수육에 비해 수분 손실도 적고 밑 재료도 간편하다.

햄버그스테이크

다진 고기로 만들어 소화도 쉽고 맛도 좋은 햄버그스테이크. 하지만 시중에서 파는 수상한 첨가물 덩어리들에는 선뜻 손이 가기 어렵다. 가정에서 맞춤 스테이크를 만들어 먹자.

재료 : 소고기와 돼지고기 각 600그램, 계란 두 개, 양파 두 개, 당근 한 개, 마늘 150그램, 간장 약간

만드는 법 : 소고기는 기름기가 적은 사태나 우둔살 등을 이용하면 좋지만 윗 등심척롤도 괜찮다. 돼지고기는 뒷다리 살을 추천한다. 정육점에서 기계로 갈아 달라고 한 뒤 당근, 양파, 마늘을 강판이나 블렌더로 갈아 계란과 함께 한데 섞는다. 단맛을 내는 대표적인 채소 두 종으로 식이 섬유와 양념의 역할을 동시에 한다. 설탕이나 시판 불고기 양념을 더하면 손쉽게 맛을 해결할 수 있지만 건강을 양보해야 한다. 천연 감미료로 사과나 배, 키위, 파인애플 같은 과일을 이용하고 싶겠지만 '연육 작용' 때문에 고기가 뭉치지 않

고 부스러지기 쉬워 함부로 쓰면 안 된다. 불고기와 햄버그스테이크는 다르다. 채소, 과일, 시판 양념 가운데 어느 걸 선택할지는 자신의 상황을 고려해 신중히 한다. 빵가루나 부침 가루는 고기가 잘 뭉쳐지지 않을 때에 한해 '접착제'로 소량만 넣는다. 다진 고기를 한 번에 먹기 좋은 양150~200그램으로 나눠 납작하게 눌러 냉동 보관한다.

한국풍 샐러드

재료 : 고기 200그램, 갖가지 채소 100그램, 마늘과 양파, 불고기 양념 약간

만드는 법 : 고기는 돼지고기나 소고기 모두 무방하다. 구워 먹

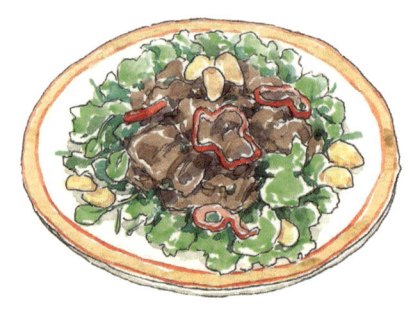

을 수 있도록 얇게 썬 고기를 마늘, 양파와 함께 센 불에서 불고기 양념으로 볶는다. 샐러드용 채소를 잘게 썰어 큰 접시나 볼에 함께 담아 내면 퓨전 스타일의 한국풍 샐러드 완성이다.

이보 타입 한국형 밥상

앞서 '식판을 뒤집는' 점심 테크닉을 숙지했다면 집에서도 그대로 따라해 보자. 밥은 식판에서 될 수 있는 한 가장 작은 구

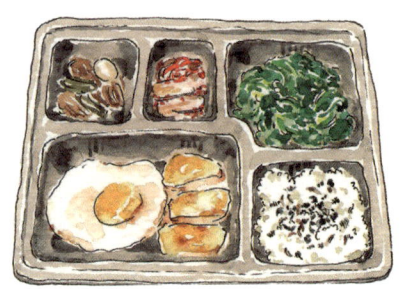

획에 담는다. 백미보단 잡곡이 좋고 여의치 않다면 김 가루 등을 뿌린다. 생선 구이, 계란 등 동물성 식품을 가장 큰 통에, 나물과 채소를 그다음으로 큰 통에 담는다.

외식과 술자리에서

이보 다이어트를 위해서는 사실 술자리 자체를 피하는 게 좋다. 인류가 알코올을 발효해 마시기 시작한 건 농경 이후의 일로 우리의 몸은 알코올을 영양분이 아닌 '반反영양분', 즉 독소로 인식한다. 그러나 콘크리트 정글 속의 생존을 위해선 어쩔 수 없는 경우도 많은 법이다. 술자리를 피할 수 없을 땐 최대한 현명하게 골라 먹어야 한다. 일단 맥주나 막걸리 같은 발효주 종류를 피한다. 알코올 이외에도 당질이 상당량 포함되어 살찌기 좋다. 특히 맥주 안주는 튀기거나 짠 음식이 많기 때문에 맥주 먹는 술자리가 가장 큰 문제다. 추천할 만한 안주와 외식거리를 모아 봤다.

채소 막회

광어나 세꼬시에 채소 무침을 싸서 먹는다. 일단 둘 다 익히지 않은 '생식'이라 다이어트 측면에서도 상당히 유리하고 함께 먹는 술이 대부분 소주로 맥주보다는 낫다. 이자까야처럼 소주를 '미즈와리'로 마신다. 소주 한 잔에 글라스로 물 한 잔해서 알코올 도수 5~7도 정도가 되도록 희석해 먹는다. 누가 옆에서 소주를 무슨 맛으로 먹냐고 딴지를 걸면 '요즘엔 이런 이자카야 스타일이 유행이다'라고 받아치는 뻔뻔함도 필요하다.

육회

육회 역시 채소 막회와 같은 맥락에서 이해한다. 채소와 고기라는 이보의 뼈대를 지키고 생식이 주는 다이어트상의 이점까지 취한다. 배나 계란 노른자, 소고기, 갖은 채소가 어우러진 멋진 샐러드로 볼 수 있다. 단 '술이 들어가지 않는다'는 가정 아래 말이다.

스테이크 전문점

샐러드를 추가해서 먹고 식전 빵이나 탄산음료에 손대지 않는다면, 그 자체가 이보 다이어트다.

보쌈

목살, 전지, 후지 등 부위에 따라서 조성이 달라지니 '기름기를 싫어한다'고 미리 말한다. 역시나 밥알을 안 먹는 게 포인트. 대신 배추와 상추를 많이 먹는다.

월남 쌈

전병의 주재료인 타피오카 자체가 전분이긴 하지만 양이 미미하고 그에 비해 압도적인 채소와 단백질을 섭취할 수 있어 괜찮다. 단 고명으로 쌀국수를 삶아서 내는 집도 있으니 넣어서 먹지 말 것.

샤브샤브

스스로 재료를 선택해 먹는 방식이기 때문에 불필요한 녹말 섭취를 알아서 조절할 수 있다. 익히는 재료도 대부분 새우, 고기, 채소 중심이라 그것만 먹어도 훌륭한 이보 다이어트 식단이 된다. 하지만 칼국수나 죽을 먹는 순간 실패라는 점을 명심한다.

해산물 뷔페를 위시한 각종 샐러드 바, 뷔페

스스로 골라 먹을 수 있기 때문에 뷔페는 외식과 다이어트를 접목시킬 수 있는 최고의 선택이다. 그러나 다들 과자와 파스타 앞에 가서 줄을 길게 서 놓고 뷔페 가서 살이 쪘다고 호소한다. 『다이어트 진화론』을 정독했다면 구석기 시대의 선조들이 먹었을 법한 음식으로 배가 터지도록 먹고도 살찌지 않는다.

디저트가 그리울 때

웁시 빵

밀wheat이 인류의 식문화에 혁혁한 기여를 했다는 사실은 인정해야 한다. 밀이 없었다면 존재하지 않았을 빵, 국수, 과자를 떠올려 보자. 이는 다른 곡물들과 밀이 차별화되는 지점이다. 밀에 포함된 식물성 단백질 글루텐은 고유의 점성과 강도로 다양한 모양으로 '조형'이 가능하게 한다.

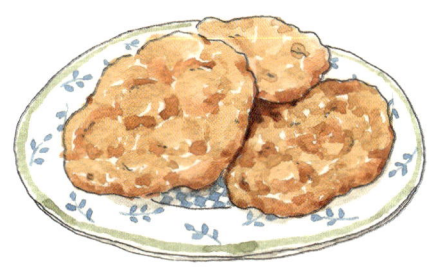

쌀이나 옥수수가 아무리 노력할 수 없는 밀가루만의 매력이다. 그러나 그 매력에 매혹된 인류가 어떤 상황에 처했는지 결과는 다들 알고 있으리라 믿는다. 그래도 빵이 그리울 때 밀가루 없이 만들 수 있는 빵이 있다. 현재 북유럽에서 웁시Oopsie라는 이름으로 유행 중인 머랭 빵이다.

머랭은 계란 흰자에 거품을 올려 만든 제과·제빵 재료다. 재료는 오직하나, 계란 흰자. 따라서 머랭을 잘 만들기 위해선 이물질이 없는 깨끗한 그릇, 순수한 계란 흰자, 전동 거품기가 필요하다(손으로도 가능하기는 하지만 몹시 가혹한 경험이 될 것이다).

재료 : 계란 세 개, 크림치즈 100그램, 소금과 약간의 베이킹 파우더
만드는 법 : 노른자와 분리한 계란 흰자를 전동 거품기로 거품을 낸다. 그릇을 뒤집어도 흘러내리지 않을 정도로 빽빽한 거품이 완성되어야 한다. 분리한 계란 노른자는 버터나 크림치즈와 섞어 놓는다. 각각 따로 만든 노른자와 흰자를 섞고 베이킹파우더와 소금을 아주 조금씩 넣은 뒤 예열된 오븐에서 15분 정도 구워 낸다. 프라이팬이나 압력 밥솥에선 제대로 부풀지 않으니 가급적 오븐을 이용하자.

머랭 쿠키

머랭을 만드는 법을 알았다면 과자도 구워 보자. 이번엔 견과류가 들어간다.

재료 : 계란 세 개, 아몬드나 호두, 아마인 등 취향에 맞는 견과류 분말

만드는 법 : 웁시와 마찬가지로 머랭을 올린다. 완성된 머랭에 취향에 맞는 견과류 분말을 섞어 숟가락으로 동전만 한 과자 모양으로 떼어 낸다. 200도로 예열된 오븐에서 10분 정도 구워서 식힌다. 고소함과 바삭함이 남다른 과자일 것이다.

으깨서 얼린 바나나

재료 : 바나나, 나무 막대기

만드는 법 : 너무 쉬운 디저트. 많이 익은 바나나를 넓은 볼에 넣고 으깨 준다. 약간의 계피 가루나 생크림, 꿀 등의 첨가물을 이용해 맛과 향을 더할 수도 있다. 이 상태로 적절한 모양의 틀에 넣거나 나무 막대기 등에 꽂아 냉동실에 얼리면 천연 아이스크림이 완성된다.

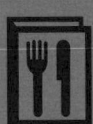

부록 02

이보 다이어트
식단표 예시

일러두기

식이 조절 통제 유형에 따른 식단 예시이다.
　·1군 : 대부분이 가정식, 스스로 장을 보고 요리도 직접한다. 가장 엄격한 식이 조절이 가능한 그룹.
　·2군 : 밖에서 혼자 밥 먹는 경우가 많으며 대부분 찌개백반류를 먹는다. 중간적 식이 조절이 가능한 그룹.
　·3군 : 직장인처럼 외식과 회식이 일상화되어 선택의 폭이 좁다. 식이 조절이 어려운 그룹.

40대 전업주부 P씨

★포인트★

누구보다 엄격한 식이 조절. 혼자 있는 시간에 간식 줄이기. 키친 드링킹은 절대 엄금.

집안일 때문에 바쁘고 활동량이 줄어드는 주부들은 다이어트에 있어 불리한 환경에 처했다고 생각하기 쉽다. 그러나 실은 그 반대다. 직접 장을 보고 요리하기 때문에 그 누구보다 확실히 이보 다이어트를 실천할 수 있다. 여기에 따로 운동할 수 있는 시간을 조금만 추가한다면 그 누구보다 쉽고 빠르게 다이어트에 성공할 수 있다.

월

아침 : 해독 주스와 삶은 계란 두 개, 종합 비타민제와 오메가 3 캡슐.

점심 : 누드 닭백숙. 닭 다리 한 개와 각종 나물 반찬. 남은 국물에 죽을 끓여먹고 싶겠지만 참는다. 아쉽다면 입가심으로 간단한 과일을 먹는다.

간식 : 마른 오징어 한 마리와 호두 한 줌.

저녁 : 가족이 함께 하는 저녁 식사. 점심에 끓인 백숙 국물에 닭고기를 찢어 넣고 끓인 닭죽. 밥보다 당근, 양파, 애호박 등의 채소를 풍부하게 넣고 끓인다. 한 공기만 먹고 허기가 생긴다면 후식 삼아 토마토를 하나 더 먹는다.

화

아침 : 가족들은 밑반찬과 생선 구이로 차린 전형적인 한식 조반. 그러나 본인은 생선 구이와 나물만 먹는다. 식후엔 생과일주스 한 컵.

점심 : 밥이 반 공기만 들어간 비빔밥. 아침에 먹고 남은 나물을 모두 긁어 넣고 코코넛 버터로 지진 계란 프라이도 두 개 넣는다. 하지만 밥은 반 공기를 절대로 넘지 않도록 노력한다. 고추장도 반절만. 대신 들기름과 참기름을 많이 넣어 맛을 더한다.

간식 : 커피숍에서 어머니회 모임. 시럽을 넣지 않은 아이스 라떼 한 잔. 프레즐이나 허니 버터 브레드를 같이 먹자는 사람들이 나오겠지만 물리쳐야 한다.

저녁 : 가족이 함께 하는 저녁 식사. 오징어 숙회와 데친 브로콜리를 초장에 찍어 먹는다. 허기진다면 식후에 볶은 아몬드 한 줌을 간식으로 먹는다.

수

아침 : 차완무시(일본식 계란찜)와 사과 한 개.

간식 : 재방송 드라마를 보며 건포도 스무 알과 호두 한 줌. 드라마를 다 봤으면 두고 먹을 햄버그스테이크 만들기.

다소 늦은 점심 : 햄버그스테이크 한 장(150그램), 채소 위주의 샐러드.

저녁 : 가족과 함께하는 저녁 식사. 집에서 구워 먹는 돼지 목살과 상추쌈. 고기는 1인분 정도(150~200그램) 먹고 역시 밥을 먹지 않는 게 포인트.

목

아침 : 가족과 함께 이보 타입 한국형 밥상.

점심 : 삼치구이 반 마리와 과일 한 접시.

간식 : 오메가 밀크에 바나나 한 개를 갈아 만든 셰이크.

저녁 : 가족과 함께 하는 저녁 식사. 햄버그스테이크를 반찬 삼아 밥상을 차려 준다. 햄버그스테이크 한 장과 나물 반찬을 같이 먹는다.

금

아침: 홍합 미역국. 미역은 듬뿍, 홍합은 넘치도록 넣고 심심하게 끓인 뒤 밥을 반 공기 말아 먹는다. 후식은 방울 토마토.

점심: 드레싱이 없는 완전 하드코어 샐러드. 어슷썰기한 당근, 오이, 샐러리에 구운 계란 두 개. 너무 억울하다면 보상을 위한 단맛 나는 과일을 조금 더 먹는다.

저녁: 가족 외식 월남 쌈. 다이어트 한다는 생각을 버리고 실컷 먹는다.

토

아침 : 플레인 요거트(200그램)에 무슬리 씨리얼 50그램, 아가베 시럽이나 꿀 한 숟갈.

점심 : 홈 베이킹. 옵시 빵을 만들어 보자. 옵시 빵과 오메가 밀크.

저녁 : 재미 삼아 해 보는 간헐적 단식. 단식은 다음 날 점심까지 이어진다.

일

브런치 : 온 가족이 느지감치 일어나는 휴일 아침의 브런치. 단식의 종료를 알리자. 스크램블드에그, 해독 주스, 어제 먹고 남은 옵시 빵을 곁들인 아메리칸 스타일의 브런치.

간식 : 육포, 오징어채, 아몬드와 해바라기 씨. 그리고 약간의 과일.

저녁 : 채소 수육과 상추쌈. 양배추 김치를 곁들이면 더욱 맛있다.

20대 자취생 L양

★포인트★

아프니까 청춘이다. 쇳덩어리가 미녀를 만든다!

학업과 자취를 병행하는 20대들의 다이어트는 여러모로 애로 사항이 많다. 요리와 가사에도 서툴고 경제적 여유도 부족하다. 식습관은 불규칙적이기 쉽고 자주 이용하는 기숙사나 구내식당은 상당 부분 녹말과 나트륨에 취약한 전형적인 한식 메뉴다. 레시피와 함께 소개한 각종 이보 다이어트 테크닉을 적극 활용해 자신을 지켜야한다. 그래도 전체적으로 동물성 식품이 결핍되기 쉽다. 간식은 이런 동물성 식품을 보충하는데 집중하도록 한다. 결과적으로 식이 조절에서 일정 부분 양보하고 운동량으로 만회하는 전략을 취해야 한다.

월

아침 : (기숙사) 잡곡밥, 계란찜, 마늘쫑 무침, 깍두기, 시래기 무국.

점심 : 구내식당 제육 덮밥.

간식 : 편의점산産 떠먹는 피자.

저녁 : 술자리에서는 계란말이와 마른 안주를 집중 마크하자.

화

아침 : (기숙사) 콩밥, 동그랑땡, 깻잎 무침, 고구마 줄기 볶음, 콩나물국.

점심 : 친구들과 어울려서 먹는 칼국수.

저녁 : 편의점 세트(맥반석 계란 두 개, 바나나 한 개, 한 줌 견과류).

운동 : 케틀벨 스윙 120개.

운동 후 간식 : 우유 200밀리리터.

수

아침 : (기숙사) 흑미밥, 배추김치, 양념장 연두부, 메추리알 장조림, 미역국.

점심 : 빵 한쪽을 떼어 내고 채소를 추가한 패스트푸드 점 햄버거.

저녁 : 제육 덮밥. 500원을 더 내고 계란 프라이를 토핑으로 추가한다. 밥은 반절만 먹는다.

목

아침 : (기숙사) 잡곡밥, 계란 후라이, 조미김, 볶은 김치, 된장국.

점심 : 빵을 반으로 줄인 편의점 샌드위치, 우유 200밀리리터.

저녁 : 구내식당 돈가스.

운동 : 7분간 버피 테스트.

운동 후 간식 : 우유 200밀리리터.

금

아침 : (기숙사) 잡곡밥, 양상추 샐러드, 닭볶음, 오이지, 소고기 무국.

점심 : 구내식당 볶음밥.

저녁 : 닭개장.

토

아침 : 가족과 함께 집에서 일반식.

점심 : 샐러드 바에서 점심 약속. 실컷 먹어 보자.

저녁 : 해독 주스, 오믈렛.

운동 : 케틀벨 스윙 150개.

일

아침 : 가족과 함께 일반식.

점심 : 불낙 전골.

저녁 : (기숙사) 현미밥, 비엔나 소시지 볶음, 배추김치, 고사리 나물, 유부 된장국.

30대 독신 직장인 A씨

★포인트★

적절한 편식, 술 피해 다니기, 습관적으로 먹는 커피 믹스 끊기.

직장 생활을 하는 사람들은 거의 모든 끼니를 밖에서 해결한다. 경제적 여유나 확고한 의지만으로 해결할 수 없는 벽을 만나는 이들이 대부분이다. 이들을 위한 다이어트 팁을 한마디로 요약하자면 바로 '적절한 편식'이 되겠다. 「이보 다이어트」 편에서 강조했던 온갖 테크닉을 최대한 발휘해 생존해야 한다. 덧붙여 혼자 요리할 시간이 절대적으로 부족하기 때문에 무슬리, 구운 계란과 같이 보존성이 좋은 식품을 적극 활용한다.

월

아침 : 시간도 없는데 가볍자 먹자. 오메가 밀크 한 잔에 바나나 한 개.

점심 : 제육 쌈밥. 밥을 줄이고 쌈 채소를 더 추가해서 먹는다.

저녁 : 퇴근길에 마트에서 구입한 스테이크용 연어 한 조각, 마감 할인 샐러드 한 팩.

화

아침 : 우유를 붓고 전자레인지에 돌려 만든 오트밀 포리지, 시판 플레인 요거트 1개(85그램).

점심 : 6000원 한식 뷔페. 망했다. 동물성 식품이라고 할 만한 게 하나도 없다! 그나마 다행이라면 다시마, 나물, 상추 등 섬유소는 풍부하다는 점. 밥 대신 채소 중심으로 먹고, 편의점에 들러 훈제 계란을 사 먹는다.

간식 : 사무실 앞 편의점에서 훈제란과 같이 구입한 스트링 치즈 한 개와 간편 포장된 한 줌 견과.

저녁 : 더운 날씨에 '치맥'을 권하는 동료들. 피하기 어려우니 오히려 적극 나서 '오븐 구이'하는 집으로 간다. 맥주는 딱 한 잔만.

수

아침 : 물 담금 참치 캔 한 개, 해독 주스, 편의점에서 파는 한 줌 견과.

점심 : 생선 구이 정식집. 조금 짜지만 이 정도만 해도 선방.

저녁 : 야근. 삼각 김밥에 컵라면으로 일탈. 토핑으로 구운 계란 하나를 올

릴 것.

야참 : 할인 매장 마감 세일 코너에서 집어 온 해파리냉채. 소스는 반절만.

목

아침 : 단백질 셰이크에 우유, 바나나를 함께 넣고 갈아 마시기.

점심 : 양푼 김치찌개. 건더기 중심으로 건져 먹고 밥은 반 공기만.

저녁 : 제철 과일 한 접시, 할인 매장 즉석식품 코너에서 구입한 닭 가슴살 채소 샐러드 한 팩(드레싱은 종류가 무엇이 됐든 반만 뿌릴 것).

금

아침 : 어제 저녁에 먹고 남은 과일, 계란 두 개와 우유를 섞어 만든 스크램 블드에그.

점심 : 닭곰탕. 밥을 반 공기만 말아 먹는다.

저녁 : 숯불 구이 집에서 직원 회식. 첫 번째 난관은 눈치껏 술을 줄이는 것이고, 두 번째 난관은 냉면과 누룽지의 유혹을 견디는 것이다. 물과 채소를 최대한 많이 먹는 게 여러모로 도움을 줄 것이다.

토

브런치 : 어제 회식의 여파로 늦잠. 플레인 요거트(200그램)에 무슬리(50그램)를 말아 먹고 장을 보러 나선다.

오늘의 요리 : 돼지고기 목심으로 '한국풍 샐러드'에 도전. 후식으로 과일

주스 한 컵.

간식 : 케이블 TV 영화를 보면서 말린 한치 두 마리, 건포도 스무 알, 호두 한 줌.

야참에 가까운 저녁밥 : 야식 집에서 족발을 시켜 기름기를 떼어 내고 채소와 함께 먹는다.

일

아침 : 반숙 계란을 곁들인 콩나물국. 밥은 반 공기만.

점심 : 점심 약속. 패밀리 레스토랑의 스테이크 세트. 추가 비용을 지불해 탄산음료를 과일 주스로 바꾸고 식전에 나오는 빵은 먹지 않는다. 가니쉬는 고구마나 감자튀김 대신 채소로.

간식 : 시럽을 뺀 아이스 라떼 혹은 녹차.

저녁 : 크고 아름다운 카레 건더기만 먹기.

감사의 말

먼저 이 책은 민음인 김세희 대표님의 배려와 미디어스 한윤형 기자의 전폭적인 지원에 힘입어 세상의 빛을 볼 수 있었다는 사실을 밝혀야겠다. 또 활자가 책이라는 구체적인 실물로 나오기까지 지난한 과정을 함께 한 민음인 편집부에게도 감사한다.

사람은 누구나 거인들의 어깨 위에 서 있기 마련이다. 이 책이 어설프게나마 고대 인류의 생활상을 다루고 있다는 점에서 나에게 어깨를 빌려주신 은사님들의 얼굴을 떠올리지 않을 수 없다. 짧은 학부 과정이었지만 한반도 구석기 연구를 대표하는 분들 밑에서 사사했다는 사실은 나에게 큰 행운이었다. 이분들을 만난 건 우연이었지만 돌이켜 생각해 보면 필연이었다. 한양대학교 문화인류학과 배기동 교수님과 안신원 교수님, 그리고 연세대학교 조태섭 교수님의 가르침을 갈무리해 이 책이 나올 수 있었다.

　이 책이 몸의 문제가 아닌 사회적 문제로까지 시선을 옮길 수 있었던 것은 정병호 교수님이 계셨기 때문이다. 그분이 내게 심어주신 '키 큰 남자'로서의 정체성은 언제나 내 좌우와 위아래를 살피는 지침이 되었다. 그리고 진화론—기독교—제국주의로 대표되던 빅토리아 시대에 대한 고찰은 이희수 교수님의 통찰을 옮겨 적은 것에 불과하다. 누구보다 먼저 나의 가능성을 발견하고 이끌어 주신 두 분 밑에서 많은 것을 배웠다. 더불어 진통 많았던 학부 생활을 마칠 수 있게 보이지 않는 곳에서 지켜봐 주신 한양대학교 문화인류학과의 송도영 학과장님께도 감사의 말씀을 올린다.

　운동에 있어선 시대의 멘토 '맛스타드림' 님과 삽짐의 김경하 관장님을 비롯한 코치진께 빚을 졌다. 맛스타드림 님의 글을 처음 접했을 때의 기분은 '개안開眼'의 순간이라고밖에 설명할 수 없다. 더불어 훌륭한 공간까지 제공해 주셨으니 물심양면 많은 신세를 졌다. 국내 최고의 실력을 가지고 기능하는 몸을 사람들에게 알리기 위해 매일매일 악전고투 중인 삽짐의 스텝 모두 건삽建SAP하시길. 덧붙여 여기저기 녹슨 내 몸을 일으켜 세우도록 도움주신 녹번 튼튼병원의 오승호 재활실장님, 엑스핏의 최영민 실장님의 도움에 감사드린다.

　끝으로 나의 고독을 함께 해준 벗들(민규형, 솔찬, 도련님)과 나의 부모님을 비롯한 누이 나의 가족, 그리고 또 다른 가족 신한진 님까지 모두에게 사랑을 전한다.

참고 문헌

PART 01
1) Cara B. Ebbeling, Janis F. Swain, Henry A. Feldman, et al. 「Effects of Dietary Composition on Energy Expenditure During Weight-Loss Maintenance」, 《JAMA》, 2012;307(24):2627-2634
2) A. B. Goodwin , Gordon R. Cumming. 「Radio Telemetry of the Electrocardiogram, Fitness Tests, and Oxygen Uptake of Water-Polo Players」, 《Can Med Assoc J》, 1966 August 27; 95(9): P. 402~406.

PART 03
3) 『신화학 1. 날것과 익힌 것』, 클로드 레비 스트로스, 임봉길 역(한길사, 2005)
4) 『브리야 사바랭의 미식 예찬(La Physiologie du Goût)』, 장 앙텔므 브리야 사바랭, 홍서연 역(르네상스, 2004)
5) 『육식의 종말(Beyond Beef)』, 제레미 리프킨, 신현승 역(시공사, 2002) 중 「육류에서 비롯된 남녀 차별주의」(P. 282~293)를 기반으로 하였다. 더 자세히 알고 싶다면 『고기(Fleisch)』, 난 멜링거, 임진숙 역(해바라기, 2002)를 참조한다.

PART 04

6) 『채식의 배신』, 리어 키스 저, 김희정 역(부키, 2013)
7) 『공동 번역 성서』, 창세기 3장 23절
8) 고든 차일드의 신석기 혁명론에 대해 더 자세히 알고 싶다면 『고든 차일드의 신석기 혁명과 도시 혁명(Man Makes himself)』을 참조한다.
9) Angel, J. Lawrence. 「Health as a crucial factor in the changes from hunting to developed farming in the eastern Mediterranean」, 『Paleopathology at the Origins of Agriculture』, (1984): 51~74.
10) 『공동 번역 성서』, 창세기 3:19
11) 『공동 번역 성서』, 창세기 4:10~11
12) M. Cohen and G. Armelagos(1984), 「Health Changes at Dickson Mounds (A.D. 950~ 1300)」. In 『Paleopathology at the Origins of Agriculture』(1984).
13) Daniel M Rowley KG, Mcdermott R et al. 「Diabetes incidence in an Austrailian aboriginal population : an 8 year follow-up study」, 《Diabetes Care》, 1999;22:1993-8

PART 05

14) 「Gough's Cave and Sun Hole Cave Human Stable Isotope Values Indicate a High Animal Protein Diet in the British Upper Palaeolithic」, 《Journal of Archaeological Science》, Volume 27, Issue 1, January 2000, P. 1~3
15) Cordain Loren et al. 「Plant to Animal Subsistence Ratios and Macronutrient Energy Estimation in World Wide Hunter Gatherer Diets」, 《The American Journal of Clinical Nutrition》, 2000, 71로 두 그래프 모두 출처는 같다.
16) 이하 인용된 통계 수치는 모두 보건복지부에서 실시하고 발간한 『2011 국민건강조사 보고서』의 내용을 토대로 했다.
17) 같은 보고서 259쪽 표 2-I-2
18) 같은 보고서 274쪽 표 2-I-11
19) Enos WF, Holmes RH, Beyer J; 「Coronary disease among United States soldiers killed in action in Korea」, 《JAMA》 152, 1953, 1090-1093
20) 『Abandoned: The Story of the Greely Arctic Expedition, 1881~1884』, Alden L. Todd, Vilhjalmur Steafansson, Literary Licensing, LLC(2011).

PART 06

21) http://www.plosone.org/article/info%3Adoi%2F10.1371%2Fjournal.pone.0040503
22) Kenneth H. Cooper, 『Aerobics』, Bantam Books(1968)
23) Physical activity and public health. A recommendation from the Centers for Disease Control and Prevention and the American College of Sports Medicine.
24) 『운동과 에너지 대사』, 백일영 저(연세대출판부, 2009)
25) Keyak JH, Koyama AK, LeBlanc A, Lu Y, Lang TF. 『Reduction in proximal femoral strength due to long-duration spaceflight』, 《Bone》 (2008.12.3)
26) D.E. Befroy, K.F. Petersen, S. Dufour et. al. 『Increased Substrate Oxidation and Mitochondrial Uncoupling in Skeletal Muscle of Endurance Trained Individuals』, 《PNAS》, 105, 16701-16706, 2008.
27) 『The Metabolic Diet』, Mauro G Di Pasguale, AllproTraning.com Books(2000)
28) 『구석기 다이어트』, 로렌 코데인, 강대은 역(황금물고기, 2012), p. 221

더 알고 싶다면

집에서 혼자 운동을 해 보려면

펑셔널 무브먼트 (http://3wcrossfit.com)
펑셔널 무브먼트는 다양한 기능성 훈련법을 사진, 실제 동영상 등으로 무료 공개하고 있다. 또한 매일운동 형태로 그날그날 하면 좋은 운동법을 제공해 주기도 한다. 커뮤니티 기능을 가진 게시판을 활용해 운동하는 사람들끼리 서로 정보를 주고받을 수도 있다.

케틀벨을 구입하고 싶다면

한평 운동장 (http://functionaltraining.co.kr)
대한민국에서 가장 저렴하고 품질 좋은 케틀벨을 제작-유통하는 업체. 이곳에서 자체적으로 생산하는 한국형 케틀벨 '펑무벨'은 100% 주물 소재로 뛰어난 내구성을 자랑한다. 한국인의 손 크기에 맞춰 개량된 손잡이와 쉽게 벗겨지지 않는 열처리 마감재 또한 큰 자랑거리다.

정말 강해지고 싶다면

스피드 앤드 파워 (http://www.speedandpower.co.kr)
강해지고 싶은 사람들이 모인 곳. 금지 약물 이전 시기의 올드 타이머들의 훈련법에서 영감을 받은 각종 훈련 루틴과 노하우를 제공하고 있다. 기능성 운동을 다루는 한글 웹페이지 가운데 가장 오랫동안 축적된 데이터베이스를 가지고 있다.

직접 기능성 운동을 체험할 수 있는 체육관

삽짐 (https://www.facebook.com/sapgym)
주소 : 서울특별시 광진구 자양동 553-15 국민은행 지하1층
전화 : 02-461-1118
삽짐은 2008년 기능성 체육관 가운데 국내 최초로 개장했다. 런닝머신이 단 한 대도 보이지 않는 이 독특한 체육관은 한국 기능성 체육관 가운데 '종가'로 꼽힌다.

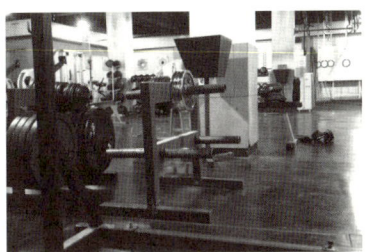

크로스핏 홍대 슈퍼 스트렝스
(http://www.facebook.com/rcssh)
주소 : 서울특별시 마포구 서교동 466-2 창평빌딩 지하1층
전화 : 02-3141-1118
크로스핏 홍대는 크로스핏 전문 체육관이면서 삽짐과 코치진을 공유하고 있다. 역도 전용 별실과 지상 별관을 포함한 3개 관을 통합한 '멀티플렉스'급의 규모를 자랑한다.

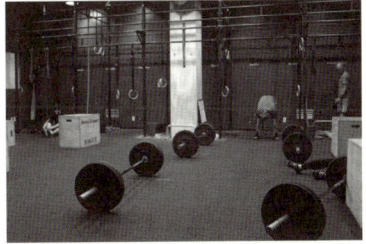

다이어트 진화론

1판 1쇄 펴냄 2013년 6월 28일
1판 9쇄 펴냄 2015년 7월 23일

지은이 | 남세희
발행인 | 김세희
펴낸곳 | ㈜민음인

출판등록 | 2009. 10. 8 (제2009-000273호)
주소 | 135-887 서울 강남구 신사동 506 강남출판문화센터 5층
전화 | **영업부** 515-2000 **편집부** 3446-8774 **팩시밀리** 515-2007
홈페이지 | minumin.minumsa.com

도서 파본 등의 이유로 반송이 필요할 경우에는 구매처에서 교환하시고
출판사 교환이 필요할 경우에는 아래 주소로 반송 사유를 적어 도서와 함께 보내주세요.
135-887 서울 강남구 신사동 506 강남출판문화센터 6층 민음인 마케팅부

© 남세희, 2013. Printed in Seoul, Korea
ISBN 978-89-6017-345-3 13510
㈜민음인은 민음사 출판 그룹의 자회사입니다.